手机联合裂隙灯：
眼前节疾病图像解读

主编 许琦彬 赵善萍 胡 龙

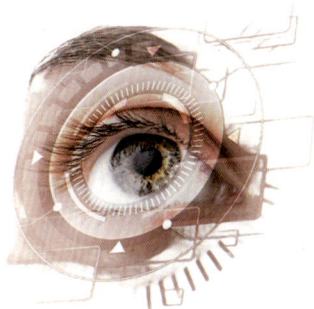

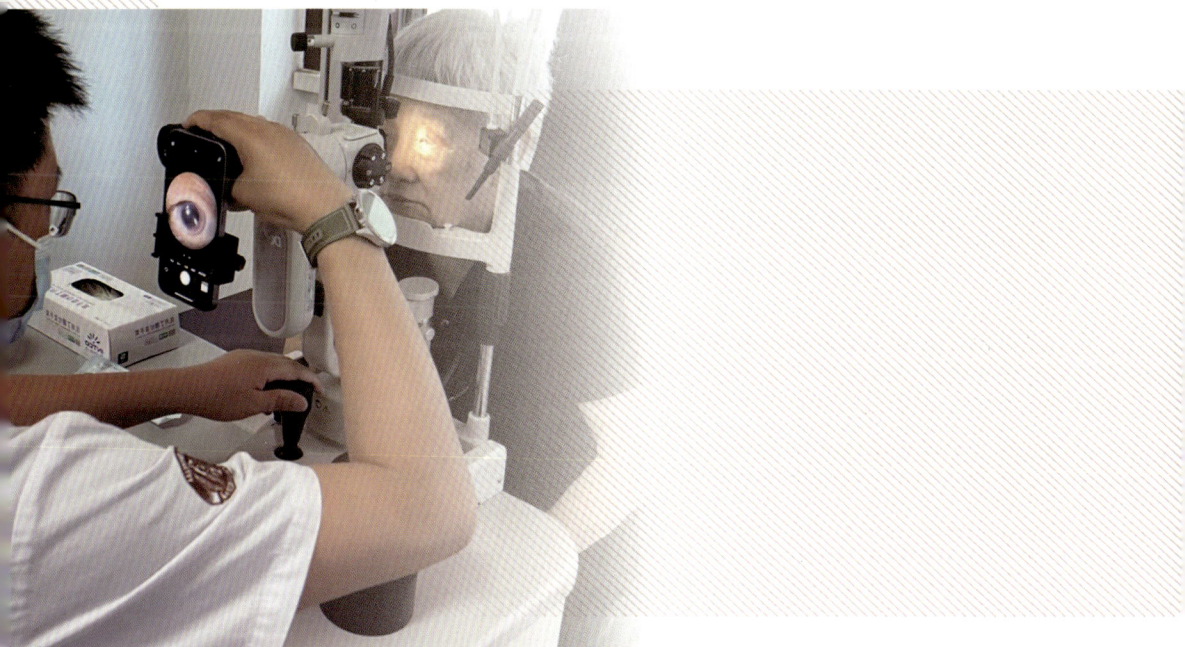

时代出版传媒股份有限公司
安徽科学技术出版社

图书在版编目（CIP）数据

手机联合裂隙灯：眼前节疾病图像解读 / 许琦彬，赵善萍，胡龙主编. --合肥：安徽科学技术出版社，2024.9.
-- ISBN 978-7-5337-9053-0

Ⅰ.R770.41-64

中国国家版本馆 CIP 数据核字第 2024B2H847 号

SHOUJI LIANHE LIEXIDENG YAN QIANJIE JIBING TUXIANG JIEDU

手机联合裂隙灯：眼前节疾病图像解读　　许琦彬　赵善萍　胡　龙　主编

出 版 人：王筱文　　选题策划：王丽君　孟祥雨　　责任编辑：王丽君　孟祥雨
责任校对：李　茜　责任印制：梁东兵　　　　　　装帧设计：冯　劲
出版发行：安徽科学技术出版社　　　　　http://www.ahstp.net
　　　　　（合肥市政务文化新区翡翠路 1118 号出版传媒广场，邮编：230071)
　　　　　电话：(0551)63533330
印　　制：合肥华云印务有限责任公司　　　电话：(0551)63418899
（如发现印装质量问题，影响阅读，请与印刷厂商联系调换）

开本：710×1010　1/16　　印张：12　　　　字数：220 千
版次：2024 年 9 月第 1 版　　印次：2024 年 9 月第 1 次印刷

ISBN 978-7-5337-9053-0　　　　　　　　　　定价：86.00 元

编委会名单

主编单位:浙江省中西医结合医院

主　　编:许琦彬(浙江省中西医结合医院)

　　　　　赵善萍(杭州市临安区中医院)

　　　　　胡　龙(浙江绿城医院)

副 主 编:傅杰(绍兴市中医院)

　　　　　张育谋(杭州市富阳区中医院)

　　　　　卢　辉(淳安县第一人民医院)

主编助理:胡志谊　张一凡

图像采集:许琦彬

编　　委(按姓氏拼音排序):

葛　薇	浙江省中西医结合医院	王潮峰	绍兴市柯桥区中医医院医共体
韩婵娜	浙江省中西医结合医院		总院
胡卫萍	绍兴文理学院附属医院	王高峰	杭州市临安区第四人民医院
胡志谊	杭州市临安区中医院	王玉芳	浙江省中西医结合医院
黄海红	杭州市萧山区义桥镇社区卫生	王育新	杭州市西溪医院
	服务中心	魏佳敏	浙江省中西医结合医院
黄仕尧	绍兴市中医院	谢明斌	浙江省中西医结合医院
计仁华	浙江省中西医结合医院	徐俊丽	浙江省中西医结合医院
蒋文君	杭州市西溪医院	许慧蕾	浙江绿城医院
蓝肖潇	杭州市第三人民医院	许伶伶	东阳市中医院
李　能	杭州市中医院	俞晓青	浙江省中西医结合医院
李　娜	浙江省中西医结合医院	张　冰	杭州市儿童医院
李奇志	张家口爱尔眼科医院	张　雨	浙江省中西医结合医院
李秋实	浙江省中西医结合医院	张一凡	浙江省中西医结合医院
练火燕	杭州市临安区第三人民医院	张　怡	浙江省中医院
盛文燕	浙江省中西医结合医院	周旭东	杭州市临安区第四人民医院

序 一

在当今这个数字化时代,我们的学习、生活、工作几乎离不开手机,它不仅改变了我们的生活方式,而且不断在医疗领域发挥作用。在眼科领域,手机与裂隙灯的联合应用就是很好的范例,它将有助于眼科医生更好地对眼部疾病进行诊断与治疗。

本书通过作者在眼科临床应用手机联合裂隙灯的案例,介绍了相关的使用方法和技巧,并结合采集的图像,解读了眼前节疾病的表现和征象,使读者能够更加直观地了解疾病的表象与特点。该方法的应用,能够方便眼科医生获取和存储高清图像用于疾病分析、诊断和治疗,并可以通过手机存储的图像更好地与患者进行病情的沟通和交流。同时,这种技术的应用与推广,也有利于眼科学术交流、临床教学和大众科普。

我相信,《手机联合裂隙灯:眼前节疾病图像解读》一书的出版,将为眼科同道,特别是年轻的眼科医生们提供一本较为专业的工具书。

洪朝阳

2024 年 3 月 9 日

序 二

身处网络信息化时代,医学,特别是眼科医学正经历技术革新。作者顺应时代潮流,创新性地将手机与裂隙灯技术相结合,完成了《手机联合裂隙灯:眼前节疾病图像解读》这一专著,为眼科领域发展带来了新方向。

眼前节疾病诊断与治疗至关重要,但传统的图像采集设备价格昂贵、不便携。手机的普及和性能提升为眼前节疾病图像的采集带来了新的可能。作者巧妙地将手机与裂隙灯相结合,提出了简便、经济、实用、便携的图像采集方法。

裂隙灯能清晰地观察眼前节病变,而手机的高清摄像功能使其成为眼前节疾病图像的采集工具。本书介绍了眼前节疾病的相关内容,罗列了作者在平时临床工作中采集的眼前节疾病图像,并对这些图像进行解读,为眼科影像学教学等领域提供新思路。

感谢作者的创新精神和对眼科医学的热爱,以及所有为本书出版付出辛劳的工作人员。在科技飞速发展的今天,眼科医生应积极拥抱新技术,为患者提供更好的服务,同时保持对医学的敬畏之心,以患者为中心,为眼健康事业贡献力量。

谨以此序,为《手机联合裂隙灯:眼前节疾病图像解读》一书揭幕,祝愿它在未来的道路上,能够照亮更多人的眼健康之路。

诸力伟　胡勇平　来坚

2024年2月14日

前　言

作为一名眼科医生,我深感眼科疾病,尤其是眼前节疾病对患者眼部舒适感和视力的影响之大。在多年的临床实践中,我不断寻求更实用、更便捷、更准确的诊断方法,以便同患者针对病情进行有效的沟通,开展较好的对比治疗,在教学中为学生提供更直观的讲解。正是基于这样的初衷,我撰写了这本《手机联合裂隙灯:眼前节疾病图像解读》。

随着科技的进步,手机的功能日益强大。裂隙灯是观察和诊断眼前节疾病的常用设备,将手机与裂隙灯相结合来采集眼前节图像,可以为临床诊疗提供病情依据,为病情进展和治疗提供实时"证据",有助于患者更好地了解自身的病情。这一方法不仅可以实现图像的即时查看和保存,还可以用于网络远程会诊和教学,极大地提高了眼科医生的工作效率,有利于资源共享。

本书结合本人的临床实践,对常见的眼前节疾病进行图像解读,使读者能够更好地理解疾病的相关知识和诊断要点。本书所列眼疾不能面面俱到,希望在以后的眼科临床工作中多多积累,再以不同方式分享给热爱这门学科的朋友。

本书在撰写过程中,力求语言简洁明了、内容深入浅出,既适合眼科医生、医学生等专业人士阅读,也适合对眼科医学感兴趣的普通读者阅读。希望这本书能够为广大读者提供一个全新的视角,让大家对眼前节疾病的诊断有更深入的了解。

此外,我还要感谢参与编写此书的每一位作者、我的同事,以及相关领导对我的支持和鼓励。正是他们的理解和帮助,让我能够有更多的时间和精力投入到本书的撰写中。同时,我也要感谢出版社相关工作人员的辛勤付出,他们的专业精神和敬业精神使这本书得以顺利出版。

最后,感谢大家的支持和关注,希望本书能够成为您学习和探索的良师益友,也祝愿您在未来的眼科医学道路上取得更多的成就和进步。

许琦彬

2024年2月1日

目　录

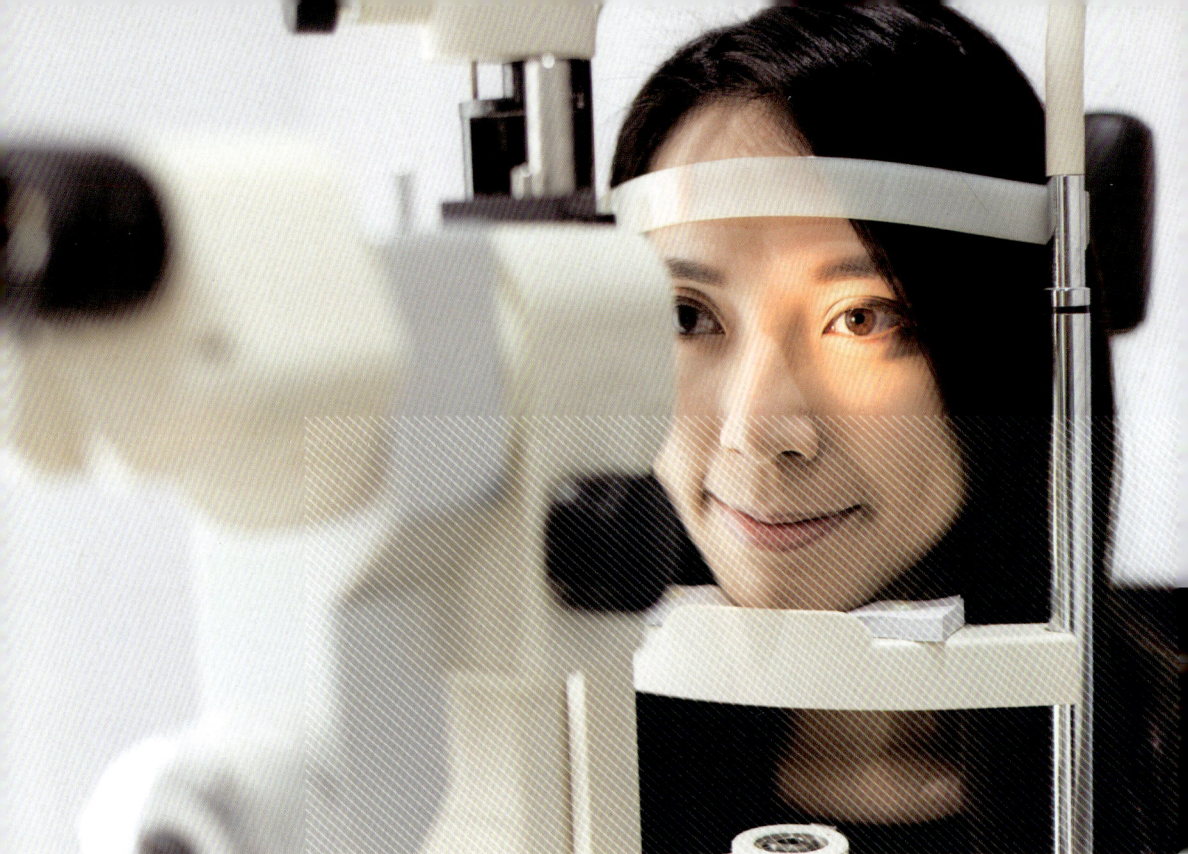

第一章
绪　　论

第一节　眼前节疾病的概述与分类

一、概述

眼球前部结构包括眼睑、结膜、角膜、巩膜、虹膜、睫状体，以及前房、瞳孔、晶状体等。这些结构共同构成了眼球的前部系统，并维持着眼内环境的稳定。

眼前节疾病即眼球前部结构发生的病变，是眼科临床中常见的疾病类型，其发病原因多样，包括眼部感染、变性与营养不良、免疫性疾病、外伤、退行性病变等。这些疾病不仅让患者的眼睛产生异物感、干涩、畏光、疼痛等刺激症状，还可引起视力下降、眼内压升高，严重影响患者的生活质量。

本书涵盖部分眼前节疾病，根据眼前节疾病采集的图像对其进行概述和相关体征解读，也包含了一些散瞳后可采集眼后节图像的疾病，以供大家学习和参考。

二、分类

(一)眼睑疾病

1. 睑缘炎：睑缘表面、睫毛毛囊及其腺体组织的亚急性或慢性炎症。发病通常与细菌感染、脂溢性皮炎或维生素 B_2 缺乏相关。症状有眼睑边缘红肿、瘙痒、脱屑，睫毛根部可见鳞屑或结痂。

2. 睑腺炎：外睑腺炎为眼睑皮脂腺或汗腺的急性化脓性炎症，内睑腺炎为睑板腺感染。症状有眼睑局部红、肿、热、痛，可触及硬结，后期可能形成脓肿。

3. 睑板腺囊肿：眼睑睑板腺的慢性无菌性炎症。由于睑板腺分泌阻滞，脂类物质积存，刺激周围组织引起慢性肉芽肿性炎症，因此通常有纤维结缔组织包囊。症状有眼睑皮下可触及无痛性肿块，边界清，皮肤无红肿。

4. 睑内翻：睑缘向眼球方向内卷。症状有睫毛刺激眼球，导致流泪、畏光等。

5. 睑外翻：睑缘向外翻转，离开眼球表面。症状有睑结膜不同程度暴露，眼睑闭合不全,易导致眼干、流泪。

6. 上睑下垂:上睑提肌和睑板肌功能不全或丧失,导致上睑部分或完全不能上提。严重者会影响视力,尤其是儿童,可能导致弱视。

(二)感染性眼前节疾病

1. 细菌性结膜炎:由细菌(如流感嗜血杆菌、金黄色葡萄球菌、肺炎双球菌等)引起,症状有眼红、烧灼感、畏光、流泪,有黏稠脓性分泌物。

2. 病毒性结膜炎:由病毒(如腺病毒等)引起,主要症状有眼红、眼肿、眼痛、畏光、伴水样或黏液样分泌物,常有耳前淋巴结肿大和压痛。

3. 衣原体性结膜炎:由衣原体感染引起,常见于新生儿和儿童,如沙眼。主要症状为眼睛有异物感,伴结膜充血,有黏液性或脓性分泌物。

4. 细菌性角膜炎:由细菌(如表皮葡萄球菌、铜绿假单胞菌等)感染引起的角膜炎症,表现为角膜水肿、混浊和溃疡。主要症状有眼红、眼痛、畏光、流泪、视力下降。

5. 病毒性角膜炎:由病毒(如单纯疱疹病毒等)感染引起的角膜炎症,表现为角膜炎症和溃疡。

6. 真菌性角膜炎:由致病真菌(如镰孢菌、曲霉菌等)感染引起的角膜病变,常见于农业工作者,表现为角膜溃疡,有脓性分泌物。

7. 阿米巴角膜炎:由阿米巴原虫感染引起,常见于佩戴角膜接触镜的患者。主要症状有明显的畏光、流泪,剧烈眼痛,视力减退等。

(三)变性性眼前节疾病

1. 睑裂斑:睑裂区近角膜缘处球结膜出现三角形隆起的斑块,呈灰黄色,通常无不适症状。

2. 结膜结石:睑结膜表面出现的黄白色凝结物,由脱落的上皮细胞和变性白细胞凝固而成。一般无不适症状,当结石突出于结膜面时可引起眼部异物感,导致角膜擦伤。

3. 翼状胬肉:睑裂区呈翼状的纤维血管组织向角膜方向异常增生,呈三角形,胬肉大时影响视力,甚至妨碍眼球运动。

(四)免疫性眼前节疾病

1. 过敏性结膜炎:非感染性疾病,为过敏导致的结膜炎。症状以眼痒为主,可有异物感,伴结膜充血、水肿,有黏稠状分泌物。

2. 巩膜炎:巩膜组织炎症,表现为眼红、眼痛,严重者出现视力下降。

3. 虹膜炎:虹膜组织炎症,常与睫状体炎同时发生,表现为眼红、眼痛、畏光、视物模糊等。

4. 强直性脊柱炎相关的眼前节疾病:可出现虹膜炎、角膜炎等。

5. 类风湿关节炎相关的眼前节疾病:表现为角膜炎、巩膜炎等。

(五)外伤性眼前节疾病

1. 角膜上皮擦伤:由外界物体摩擦角膜导致的角膜上皮损伤,表现为明显的眼部疼痛、畏光、流泪及眼睑痉挛等。

2. 角膜异物:由外界异物进入角膜相关层间引起,表现为角膜组织损伤、畏光、流泪等。

3. 化学性眼烧伤:由化学物品的溶液、粉尘或气体接触眼部引起的损伤,可导致角膜混浊、溃疡和瘢痕形成。

4. 热烧伤:由高温液体溅入眼内或火焰喷射眼部引起的损伤,可导致角膜和结膜组织的坏死和瘢痕形成。

(六)退行性病变

年龄相关性白内障:随着年龄的增长,晶状体发生混浊,导致视力下降。

总之,眼前节疾病种类繁多,临床表现各异。对于眼科医生来说,准确诊断并及时治疗这些疾病是保护患者视力、提高患者生活质量的关键。同时,加强眼健康教育和预防保健也是减少眼前节疾病发生的重要措施。

第二节 眼前节解剖结构

眼前节位于眼球的前部,包括眼睑、结膜、角膜、巩膜、虹膜、睫状体、晶状体、瞳孔、前房等结构。

一、眼睑

(一)眼睑的位置和形态

眼睑是覆盖在眼球前方的保护性结构,分为上眼睑和下眼睑。上、下眼睑内侧端的会合处称为内眦部,外侧端的会合处称为外眦部。

(二)眼睑的组织结构

眼睑由外向内可分为皮肤层、皮下组织层、肌层、纤维层和睑结膜层。

1. 皮肤层:眼睑皮肤是全身皮肤中最薄的部位,具有很好的弹性和韧性,易形成皱褶。其游离端有睫毛和毛囊,毛囊周围有丰富的皮脂腺和汗腺,这些结构共同组成眼睑的皮肤屏障。

2. 皮下组织层:皮下组织层主要由疏松结缔组织和少量脂肪组成。结缔组织为眼睑提供支持,保持结构稳定性,脂肪层可以起到减震的作用,缓冲外部冲击。该层还有丰富的血管和神经分布。

3. 肌层:眼睑的肌层包括眼轮匝肌、上睑提肌和睑板肌。眼轮匝肌是面部表情肌之一,环绕在眼睑周围,具有闭眼功能。上睑提肌是使上眼睑抬起的主要肌肉,而睑板肌则协助开睑,使睑裂开大。

4. 纤维层:由睑板和眶隔膜两部分组成。睑板层是眼睑的支撑结构,由上、下两块睑板组成。睑板由致密的结缔组织构成,具有一定的硬度和弹性。睑板内有若干与睑缘呈垂直方向排列的睑板腺,能分泌油脂类物质,可润滑睑缘及眼表,防止泪液蒸发过多。眶隔膜为睑板向眶骨膜延伸的一层很薄且富有弹性的结缔组织膜,是眼睑与眼眶之间的一个重要屏障。

5.睑结膜层:紧贴睑板后面的黏膜。睑结膜与睑皮肤相会之处形成睑缘灰线。

(三)眼睑的附属结构

1.睫毛:睫毛生长于睑缘的毛囊内,具有保护眼球免受尘埃、异物等侵害的作用。睫毛有2~3列,上睑睫毛较长且弯曲,下睑睫毛较短且直。

2.睑缘:睑缘是上、下眼睑的游离缘,即皮肤和结膜交接处,呈弧形。睑缘上有睑板腺的开口,分泌油脂类物质,保护睑缘的健康。

3.泪器:泪器包括泪腺和泪道两部分。泪腺位于眼眶外上方,大部分泪液由此分泌,副泪腺分泌的泪液很少。泪道包括泪点、泪小管、泪囊和鼻泪管等结构,它们的作用是将泪液引流至下鼻道。

(四)眼睑的功能

眼睑的主要功能是保护眼球免受外界环境的伤害,如尘埃、异物、强光等。同时,眼睑还具有瞬目反射功能,通过快速闭合眼睑来清除眼球表面的异物和泪液。此外,眼睑还参与调节进入眼内的光线量,保持视觉的清晰度。

二、结膜

(一)结膜的位置和形态

结膜是覆盖在眼睑后面和眼球前面的一层薄而透明的黏膜组织。

(二)结膜的组织结构

结膜可分为睑结膜、球结膜和穹窿结膜三部分。

1.睑结膜:覆盖于睑板内面的一层薄的黏膜,与睑板紧密粘连,不能推动,正常情况下可见小血管走行和透见部分睑板腺管。在距睑缘后唇2 mm处,有一与睑缘平行的浅沟,称为睑板下沟,是细小异物容易存留之处。

2.球结膜:覆盖于眼球前部巩膜表面的一层结膜,止于角膜缘,是结膜最薄和最透明的部分。球结膜下组织疏松,可被推动,出血后易积聚成片状。球结膜与其下方的巩膜组织连接处称为结膜上皮下组织。球结膜含有丰富的血管和神经末梢,受到刺激时容易引起充血和水肿。在内眦部结膜有个米粒状凸起叫泪阜,泪阜的颞侧有一半月形球结膜皱褶称半月皱襞,相当于低等动物的第三眼睑。

3.穹窿结膜:睑结膜和球结膜的移行部分,位于上、下睑结膜与球结膜之间,呈环形。穹窿结膜的上、下、内、外部分分别称为上穹窿、下穹窿、内穹窿和外穹窿。穹穹结膜组织疏松,多皱褶,便于眼球转动。

(三)结膜的功能

结膜内含有丰富的血管和神经末梢,并有少量的黏液腺,能分泌黏液,滑润眼球,以减少睑结膜与角膜的摩擦。

三、角膜

(一)角膜的位置和形态

角膜是位于眼球前部中央的透明组织,呈圆形,横径为 11 ~ 12 mm,垂直径为 10 ~ 11 mm。从前面看,角膜为横椭圆形,从后面看则为正圆形。角膜的厚度不均匀,中央部最薄,平均为 0.5 mm;周边部较厚,约为 1 mm。

(二)角膜的组织结构

角膜由前向后可分为五层:上皮细胞层、前弹力层、基质层、后弹力层和内皮细胞层。

1. 上皮细胞层:这是角膜的最外层,由 5 ~ 6 层复层鳞状上皮细胞组成,厚约 50 μm。上皮细胞层具有再生能力,受损后可以迅速修复。此外,这一层表面还覆盖一层薄薄的泪膜,有助于保持角膜的湿润和光滑。

2. 前弹力层:位于上皮细胞层下方,是一层无细胞的胶原纤维层,厚 8 ~ 14 μm。前弹力层的主要作用是作为上皮细胞基底膜的附着基础,受损后不能再生。它对机械性损伤的抵抗力较强,但对化学性损伤的抵抗力较弱。

3. 基质层:这是角膜的主要组成部分,约占角膜厚度的 90%,由胶原纤维构成。基质层中的胶原纤维板层相互重叠,保证了角膜的透明性。此外,基质层中还含有少量的成纤维细胞和血管,但正常情况下这些血管并不进入角膜内部。

4. 后弹力层:位于基质层下方,是一层坚固的薄膜,主要由胶原纤维和黏多糖组成。后弹力层的主要作用是作为内皮细胞的基底膜,与内皮细胞紧密连接。它对化学性损害和病理性损害的抵抗力较强。

5. 内皮细胞层:这是角膜的最内层,由单层扁平的内皮细胞组成。内皮细胞的主要功能是维持角膜的透明性和正常代谢。内皮细胞受损后不能再生,其缺损区依靠邻近的内皮细胞扩展和移行覆盖。因此,内皮细胞的健康对于角膜发挥正常功能至关重要。

(三)角膜的血管和神经分布

角膜本身无血管分布,其营养主要来源于房水和角膜缘的血管网。这种无血管的特性有助于保持角膜的透明性和免疫特权。然而,当角膜发生炎症或感染时,血管可能会从角膜缘长入角膜内部,导致角膜透明度下降。

角膜富含感觉神经末梢,主要由三叉神经的眼支支配。这些神经末梢对刺激非常敏感,因此当角膜受到损伤或刺激时,会产生明显的疼痛、流泪和畏光等症状。这种敏感性有助于保护角膜免受进一步的伤害。

四、巩膜

(一)巩膜的位置和形态

巩膜是眼球壁的主要组成部分,位于眼球壁的最外层,占据眼球壁的后 5/6 部分,呈乳白色不透明状。它包裹着眼球的外部,从前面看呈圆形,后面与视神经交接。巩膜的厚度在不同部位有所不同,直肌附着部最薄,后极部最厚。

(二)巩膜的组织结构

巩膜可以分为巩膜表层、巩膜实质层和巩膜棕黑层。巩膜表层是巩膜的最外层,含有丰富的血管和神经末梢,对眼球的供血和感觉传递起重要作用。巩膜实质层是巩膜的主体部分,由致密的胶原纤维和弹力纤维构成。巩膜棕黑层是巩膜的最内层,含有较多的黑色素细胞,呈棕黑色。

(三)巩膜的功能

巩膜的主要功能是保护眼球内部的组织结构,维持眼球的形状和稳定性。巩膜具有一定的弹性和韧性,可以缓冲外界对眼球的冲击和压力。

(四)巩膜与眼球其他结构的关联

巩膜与角膜、虹膜、睫状体等眼球其他结构紧密相连。巩膜前接角膜,后与视神经交接处分为内、外两层,外 2/3 移行于视神经鞘膜,内 1/3 呈网眼状,称巩膜筛板,视神经纤维束由此处穿出眼球。此外,巩膜表面被眼球筋膜和结膜覆盖,与这些结构共同维持眼球的完整性和稳定性。

五、虹膜

(一)虹膜的位置和形态

虹膜是眼球中层的扁圆形环状薄膜,位于角膜和晶状体之间。透过角膜,可以看到虹膜呈现的颜色。虹膜的颜色因色素含量和分布的不同而异。

(二)虹膜的组织结构

1. 基质层:由疏松的结缔组织和虹膜色素细胞所组成的框架网,神经、血管走行其间。

2. 色素上皮层:分为前、后两层,两层细胞中均含有黑色素。前层色素上皮的扁平细胞在前方分化出肌纤维,形成瞳孔开大肌。后层色素上皮在瞳孔缘向前翻转,呈现为一条窄窄的环形黑色花边,称为瞳孔领。

3. 瞳孔括约肌与瞳孔开大肌:虹膜中心有一圆形开口,即瞳孔。瞳孔的大小由瞳孔括约肌(受副交感神经支配,起缩瞳作用)和瞳孔开大肌(受交感神经支配,起散瞳作用)共同调节。这两种平滑肌的收缩和舒张,使瞳孔可以根据光线强弱、注视目标的远近等因素调节大小。

(三)虹膜的功能

虹膜的主要功能是调节进入眼内的光线量,保护眼内组织免受过多光线的伤害。此外,虹膜的颜色对于个体眼睛的外观也有重要影响。虹膜异色可能是某些眼科疾病的症状,如慢性虹膜炎、弥漫性虹膜黑色素瘤等,但也有可能是正常变体。

(四)虹膜与眼球其他结构的关联

虹膜周边与睫状体连接处为虹膜根部。当眼球受到损伤时,虹膜根部可能因薄弱而容易从睫状体上离断。此外,虹膜与角膜、晶状体等结构紧密相连,共同维持着眼球的正常生理功能。当晶状体脱位或手术摘除后,虹膜会失去依托,在眼球转动时可能发生虹膜震颤。

六、睫状体

(一)睫状体的位置和形态

睫状体位于眼球的中部,前端与虹膜相连,后端与脉络膜相接。它呈环状,宽

6～7 mm,内部有许多放射状凸起的睫状突,这些凸起与晶状体之间通过睫状小带相连。睫状体的外表面有巩膜覆盖,内表面与玻璃体相邻。

(二)睫状体的组织结构

睫状体主要由睫状肌和睫状上皮细胞组成。

1. 睫状肌:由睫状体内的平滑肌纤维束组成。睫状肌分为三部分,最外层为前后走向的纵行纤维,中间层为斜行排列的放射纤维,位于睫状体前内侧的是环形纤维,又称睑板肌。睫状肌对晶状体有调节功能。当睫状肌收缩时(主要是环形肌),悬韧带松弛,晶状体借助自身的弹性变凸,屈光力增加,可看清近处的物体。

2. 睫状上皮细胞:由两层细胞构成,内层为无色素睫状上皮细胞,外层为色素睫状上皮细胞。无色素睫状上皮细胞从虹膜根部延伸而来,将睫状体的冠部与平坦部的表面覆盖,然后向锯齿缘延伸,与视网膜的神经感觉层相连接。无色素睫状上皮细胞可分泌房水,与眼压及眼球内部组织营养代谢有关。色素睫状上皮细胞起始于虹膜根部,向前与虹膜开大肌上皮相延续,向后与视网膜色素上皮相延续。

(三)睫状体的功能

睫状体具有分泌房水、调节眼的屈光能力、保持眼压等功能。

七、晶状体

(一)晶状体的位置和形态

晶状体位于瞳孔和虹膜后面、玻璃体前面,形状类似于双凸透镜,由晶状体悬韧带与睫状体的冠部联系固定。晶状体前面的曲率半径约10 mm,后面约6 mm,前、后两面交界处称为晶状体赤道部,两面的顶点分别称为晶状体前极和晶状体后极。晶状体的直径约9 mm,中央厚度约4 mm,重量约0.2 g,厚度随年龄增长而缓慢增加。

(二)晶状体的组织结构

晶状体由晶状体囊和晶状体纤维组成。晶状体囊为一层具有弹性的均质基底膜,前囊比后囊厚约1倍,后极部最薄,厚度约4 μm;赤道部最厚,达23 μm。前囊和赤道部囊下有一层立方上皮细胞,后囊下此层细胞缺如。晶状体纤维由赤道部上皮细胞向前后极延伸而成。人的一生中,晶状体纤维不断生成并将旧的纤维挤向晶状体的中心,逐渐硬化而形成晶状体核。晶状体核外较新的纤维称为晶状体皮质。晶状体富有弹性,但随年龄增长晶状体核逐渐浓缩、增大,弹性逐渐减弱。

(三)晶状体的功能

晶状体具有屈光成像和调节的功能,使眼睛能够看清不同距离的物体。当眼睛看近处物体时,睫状肌收缩,导致晶状体囊膜紧张度增加,晶状体前后表面曲率增加,晶状体厚度增加,折光能力增强,使近处物体发出的光线能够聚焦在视网膜上。相反,当眼睛看远处物体时,睫状肌松弛,晶状体囊膜紧张度降低,晶状体前后表面曲率减小,晶状体厚度变薄,折光能力减弱,使远处物体发出的光线能够聚焦在视网膜上。这种调节方式使眼睛既能看清近处物体,又能看清远处物体。

(四)晶状体与眼球其他部分的关联

晶状体与虹膜、睫状体、玻璃体等结构紧密相连。它与睫状体冠部的连接处称为晶状体悬韧带,这些韧带将晶状体悬挂在虹膜后面。角膜、虹膜、瞳孔区晶状体和睫状体前部共同组成的腔隙称为前房,前房内充满房水。晶状体与角膜、房水、玻璃体等共同构成眼的屈光系统。

第三节　眼前节疾病的流行病学特征与危险因素

眼前节疾病是眼科领域中一类重要的疾病。如果眼前节局部受到感染、创伤、异物刺激等,就可能引起眼前节疾病,比如结膜炎、角膜炎、前巩膜炎、青光眼、白内障等,出现眼红、眼痛、畏光、流泪、视力下降等症状。这些疾病不仅影响患者的视力健康,还可能严重降低患者的生活质量。了解眼前节疾病的流行病学特征与危险因素对预防和治疗眼前节疾病至关重要。

一、流行病学特征

(一)地区分布

眼前节疾病的发病率在不同地区存在显著差异,受地理环境、气候条件、经济状况及医疗资源分布等多种因素的影响。例如,在一些热带和亚热带地区,由于高温潮湿的气候条件,细菌性角膜炎、结膜炎等感染性眼前节疾病的发病率相对较高;而在一些经济发达、医疗资源充足的地区,由于卫生条件较好、医疗水平较高,感染性眼前节疾病的发病率则相对较低。春季角膜炎、结膜炎在我国南方气温高的地区发病率高,温带地区发病率低,而寒冷地区则几乎无病例报道。白内障在我国西藏地区的发病率较高,这与紫外线辐射强度大密切相关。

(二)年龄和性别差异

眼前节疾病的类型与年龄和性别有一定的关系。

一般来说,儿童和老年人由于免疫力相对较弱,眼部更容易受到感染,故角膜炎、结膜炎等感染性眼前节疾病的发病率较高。而年轻人由于活动范围广、接触环境复杂,因此眼部更容易遭受创伤,引起眼前节疾病。

老年性白内障与年龄密切相关。近年来,由于我国人口老龄化加速,白内障患病人数逐年增加。

青光眼作为世界首位的不可逆性致盲眼病,任何年龄段的人群均可发病。随着我国眼科技术的发展,该疾病的检出率也随之增高。目前,青光眼的发病呈现年轻化趋势。发生在婴幼儿中的青光眼,主要表现为婴儿出生后眼球大于正常孩子,常有流泪、畏光等症状。

在性别方面,男女均可患眼前节疾病,但对于某些特殊类型的眼前节疾病,如春季角膜炎、结膜炎,男性发病率高于女性。

(三)季节性变化

部分眼前节疾病的发病率随季节的变化而波动。例如,角膜炎、结膜炎等过敏性眼前节疾病的春夏季发病率高于秋冬季。此外,一些感染性眼前节疾病,如细菌性结膜炎等发病率可能在夏季上升。

二、危险因素

(一)眼部感染

感染是眼前节疾病常见的危险因素之一,细菌、病毒、真菌等病原体均可引起眼前节感染。其中,细菌感染是最常见的病因,如葡萄球菌、链球菌感染等。这些病原体可以通过直接接触(如揉眼、佩戴隐形眼镜等)或飞沫(如咳嗽、打喷嚏等)进入眼部引起感染,也可以通过眼部外伤(如角膜擦伤、化学性烧伤等)造成感染。

(二)免疫系统功能异常

免疫系统功能异常是导致眼前节疾病的重要危险因素之一。自身免疫性疾病如风湿性关节炎、系统性红斑狼疮等,可能导致机体对自身眼前节组织产生免疫反应,从而引发角膜炎、前巩膜炎、前葡萄膜炎等疾病。此外,长期使用免疫抑制剂或糖皮质激素等药物也可导致自身免疫系统功能下降,增加眼前节疾病的患病风险。因此,对于机体抵抗力下降或存在免疫系统功能异常的患者,应密切关注眼部健康状况,出现眼部不适时及时就诊并接受针对性治疗。

(三)慢性疾病

某些慢性疾病如糖尿病、高血压病等,可能对眼部健康产生不良影响。这些慢性疾病可能导致眼部微血管病变、神经病变等并发症,从而增加眼前节疾病的患病风险。例如,糖尿病患者由于长期处于高血糖状态,可能导致角膜上皮受损、血管通透性增加,引起感染性角膜炎。长期处于高血糖状态还会使晶状体代谢发生改变,导致代谢性白内障。因此,对于慢性疾病患者,应积极控制病情,定期监测眼部健康状况。

(四)不良生活习惯

不良生活习惯如长时间佩戴隐形眼镜、揉眼、不注意眼部清洁、熬夜等,也可能导致眼前节疾病。长时间佩戴隐形眼镜,甚至戴隐形眼镜过夜,易导致角膜缺氧、受损;揉眼等不良行为可能导致眼部组织损伤或病原体侵入,引起眼前节疾病;不注意眼部清洁会使眼部处于不洁环境中,增加感染的概率;熬夜会使机体抵抗力下降,从而增加感染风险。因此,养成良好的生活习惯是预防眼前节疾病的重要措施。

了解眼前节疾病的流行病学特征和危险因素有助于我们更好地预防和治疗眼前节疾病,保障患者的视力健康和生活质量。眼科医生应该密切关注患者的眼部健康状况,提供个性化的诊疗方案,并加强眼部卫生教育和健康宣教,提高公众对眼前节疾病的防范意识。

第四节　眼前节疾病的预防与保健

一、预防篇

(一)避免过度用眼

避免过度用眼对于眼前节疾病的预防具有至关重要的作用。首先,要保证充足的睡眠时间,让眼睛得到充分的休息。睡眠不足会导致眼部疲劳,增加患病风险。其次,在读书、工作时,应每隔一段时间适当休息,眺望远处,以缓解眼部疲劳。

(二)注意眼部卫生

保持眼部卫生是预防眼前节疾病的关键。日常做好眼部清洁工作,避免用手揉眼。清洁眼部时,应使用干净的毛巾或纸巾,避免使用他人的物品,如滴眼液、眼罩等,以防交叉感染。佩戴隐形眼镜者应严格遵守隐形眼镜的佩戴和清洁规范,定期更换隐形眼镜盒和护理液。

(三)加强眼部保护

在日常生活中,应加强眼部保护,避免眼部受到外伤。进行户外活动时,可以佩戴护目镜或太阳镜,以减少紫外线、风沙等外界因素对眼部的刺激。对于从事高危工作的人,如焊工、化工操作工等,其在工作中容易发生紫外线灼伤角膜,异物或化学试剂飞溅入眼部,对眼前节甚至整个眼球造成不同程度的损伤,因此更应严格遵守职业安全规范,全程佩戴专业的防护眼镜或使用护具。

(四)定期体检

定期体检是预防眼前节疾病的重要手段。定期进行眼部检查,可以及时发现潜在的眼部问题。特别是有眼部疾病家族史的人,更应增加体检的频率。此外,对于已经患病的人群,定期体检也有助于监测病情的发展,及时调整治疗方案。

二、保健篇

(一)均衡饮食

饮食对于眼部健康具有重要影响。应保持均衡的饮食结构,摄入足够的维生素、矿物质和蛋白质等营养成分,特别是富含维生素A、维生素C、维生素E及锌、硒等微量元素的食物,如胡萝卜、菠菜、蓝莓、鸡蛋等,有助于维护眼部健康。同时,应避免过多摄入高糖、高脂等不健康食品,以降低患病风险。

(二)适度锻炼

适度锻炼有助于提高机体免疫力,促进血液循环。建议每天进行至少30 min的有氧运动,如散步、慢跑、游泳等。对于老年人或患有慢性疾病的人群,可以根据自身情况选择合适的锻炼方式。

(三)保持良好的心态

心态对于眼部健康也有一定的影响。长期紧张、焦虑等不良情绪可能会使睡眠质量下降,进而导致白天眼睛疲劳、干涩。因此,应保持良好的心态,学会调节情绪,如可以通过听音乐、读书、旅行等方式缓解压力,放松身心,保持眼部健康。

(四)眼部按摩与热敷

对于长时间用眼的人,眼部按摩与热敷是一种有效的保健方法。按摩眼部周围的穴位可以促进眼部血液循环,缓解眼部疲劳。眼部热敷不仅可以扩张血管,改善眼部血液循环,促进局部代谢,使眼周肌肉得到放松,还可以软化睑板腺分泌物,有利于睑板腺内睑脂的分泌与排出,增强泪膜稳定性,改善眼睛干涩症状。需要注意的是,按摩与热敷时要保持适当的力度和温度,避免对眼睛造成损伤。

综上所述,眼前节疾病的预防与保健需要从多个方面入手,如避免过度用眼、注意眼部卫生、加强眼部保护、定期体检,以及均衡饮食、适度锻炼、保持良好的心态、眼部按摩与热敷等。只有全面、系统地做好预防与保健工作,才能有效降低眼前节疾病的发生风险,保持眼部健康。

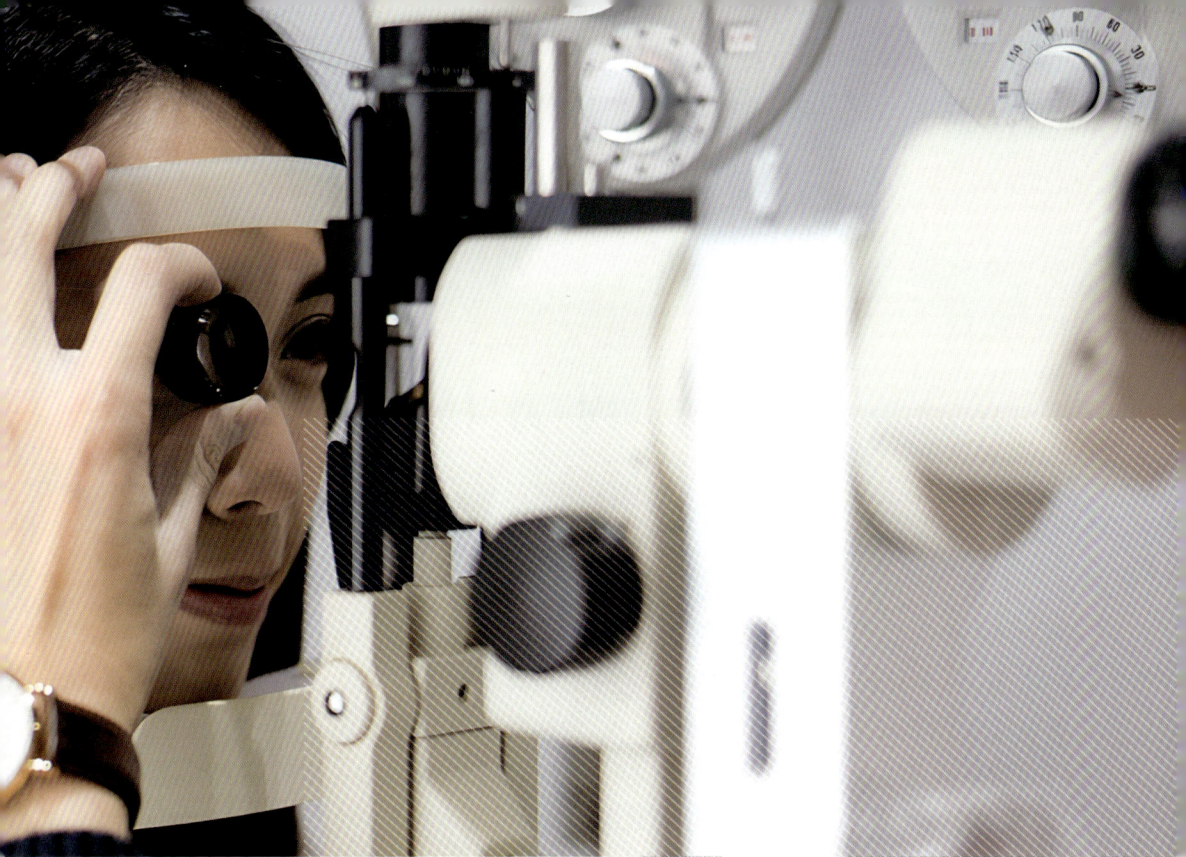

第二章
眼前节疾病的检查方法

第一节 视 力 检 查

一、定义与作用

视力检查是通过各种方法测量人眼识别物体形状、大小、颜色、远近等能力的一种检查。视力检查作为眼科的基本检查项目,具有重要的作用。第一,通过视力检查可以及早发现视力问题,如近视、远视、散光及白内障、青光眼等眼病。这些视力问题如果得不到及时的治疗和干预,可能会对患者的视力造成不可逆的损害。第二,视力检查还可以评估患者的视力状况对日常生活的影响程度,根据检查结果,为患者制订个性化的矫正方案。第三,定期的视力检查可以监测患者视力问题的变化情况,及时调整治疗方案,确保患者的视力得到有效控制。

二、检查方法

视力检查主要包括裸眼视力检查、矫正视力检查和其他特殊视力检查。

1. 裸眼视力检查:指在不借助任何辅助设备的情况下,测量患者识别标准视力表的能力。检查时,患者须坐在距离视力表一定距离的地方(测试远视力,通常距视力表5 m;测试近视力,通常距视力表33 cm),依次检查右眼、左眼和双眼视力。患者用遮盖板遮住一只眼睛,然后用另一只眼睛注视视力表上的字母或符号,从大视标到小视标依次辨认并逐一读出,记录能分辨的最小视标值,为该眼的裸眼视力。

2. 矫正视力检查:指患者在客观验光和主观验光后,佩戴合适的眼镜再次进行视力检查,方法与裸眼视力检查基本相同。其目的是评估患者通过矫正后的视力状况及确定最佳的矫正度数。

3. 其他特殊视力检查:除裸眼视力检查和矫正视力检查外,还有一些特殊的视力检查方法,如色觉视力检查、光觉视力检查、深度知觉检查等。这些检查方法针对不同的视力问题进行评估,有助于医生更全面地了解患者的视力状况。

三、注意事项

1. 检查环境要求：视力检查应在光线充足、环境安静的地方进行。检查室的墙壁和家具最好采用无反光、中性的颜色，以减少光线对检查结果的影响。此外，检查室的温度和湿度也要适宜，以确保患者在舒适的环境中进行检查。

2. 患者准备要求：患者在进行视力检查前，应保持眼部清洁，避免佩戴隐形眼镜等可能影响检查结果的物品。同时，患者应提前了解检查流程和注意事项，以便更好地配合医生进行检查。对于某些特殊检查，如色觉视力检查或立体视觉检查，患者可能还需要提前进行一些准备工作，如适应特定的测试环境或学习识别特定的测试图案。

3. 检查过程中的注意事项：在视力检查过程中，患者应保持放松的状态，避免紧张或过度用力。同时，患者应按照指示注视视力表并读出字母或符号。对于某些视力较差的患者，可采用逐步逼近（缩短检查距离）的方法进行检查，以便更准确地评估其视力状况。此外，在检查过程中，可通过观察患者的眼球运动和瞳孔反应等情况获取更多的诊断信息。

综上所述，视力检查是眼科诊疗中不可或缺的一项。通过详细、全面的视力检查，可以准确评估患者的视力状况，为后续的诊断和治疗提供依据。我们应该定期进行视力检查，关注自己的视力健康状况。已经存在视力问题的患者应积极配合治疗。

第二节　裂隙灯检查

一、定义与作用

裂隙灯检查是利用裂隙灯显微镜对眼部进行详细检查的方法。这种检查方法不仅可以观察眼球表面的结构，还可以观察前房、虹膜、瞳孔和晶状体等内部结构。通过裂隙灯检查，可以及时发现并诊断各种眼部疾病，如角膜炎、结膜炎、青光眼、白内障等。

二、检查设备与原理

裂隙灯显微镜通常由光源系统和双目显微镜系统两部分组成。光源系统提供稳定、均匀的光源，双目显微镜系统负责放大图像。裂隙灯检查的原理是利用集中光源照亮被检查的眼部区域，使该区域与周围的黑暗环境形成强烈对比，同时利用显微镜的放大作用，使医生能够清晰地观察患者眼部的细微结构和病变。

三、检查方法

1. 弥散光线照射法：利用弥散光线检查结膜、角膜、前房、虹膜和晶状体的表面情况。

2. 直接焦点照射法：此方法是最常用的照明法，其要领是显微镜焦点与裂隙焦点合一。根据照射光源的不同，可分为以下两种方式。

（1）裂隙光照射：裂隙光束经过角膜、晶状体时，将角膜、晶状体切成一灰白色光学六面体，增大光线和显微镜夹角时，六面体层次更为清晰。检查时，常先用宽裂隙光检查，再用窄裂隙光详细检查，可以观察角膜和晶状体的弯曲度、厚度、病变形态、层次及角膜后沉着物等。裂隙光落在虹膜上时，虹膜面上可见一条整齐的光带，可对虹膜局部进行详细检查。

（2）圆点光照射：当圆光束通过透明房水时，房水中出现微弱的光带，为生理性房水闪光。当房水混浊时，其闪光亮度增强，称房水闪辉或Tyndall现象。

3. 角膜缘分光照射法：将裂隙光照在角膜缘，光线经角膜屈折、反射，在角膜缘形成一个明亮的光环。将显微镜焦点对准角膜，角膜中的云翳、瘢痕及角膜后沉着物清晰可见。

4. 后部反光照射法：将光线投射在后部不透明的组织上（如虹膜），将显微镜的焦点对准被查的组织，借后部反射回来的光线检查角膜内皮和上皮水肿、上皮小泡和角膜后沉着物等。此方法在使用时有三种方式。

（1）直接后部反光照射法：被查组织正居于反射光线路径上。

（2）间接后部反光照射法：被查组织居于反射光线路径的一侧。

（3）直接、间接后部反光照射法与角膜缘分光法合用：将光线投射在角膜缘上，检查近角膜缘的病变。

5. 镜面反光照射法：此方法使直接焦点照射法所产生的光学六面体与照射光线在角膜或晶状体上形成的反光区相重合。例如，当裂隙灯光线从颞侧照射角膜时，角膜上会出现两个光亮区,此时令被检查眼轻度向颞侧注视,然后将裂隙灯向颞侧移动,直至光学切面与反光区相重叠,此时光学路径上显得格外明亮,有利于观察角膜表面泪液膜、后弹力膜、内皮细胞及晶状体前后囊和核等部位。

6.间接照射法:将裂隙灯光线照在所要检查的病变部位周围组织上,而显微镜的焦点对准病变部位,借间接照明观察病变部位。此方法容易观察瞳孔括约肌、虹膜和新生血管、角膜上皮等部位。

观察结束后,记录观察到的病变情况,并根据观察结果给出相应的诊断和建议。

四、注意事项

在进行裂隙灯检查前,需要做好充分的准备工作,包括调整设备、选择合适的放大倍数和光源强度等。同时,患者也需要保持放松状态,避免紧张或过度用力。检查过程中,让患者坐在裂隙灯显微镜前,调整椅子和显微镜的高度,确保视线与显微镜的镜头平行。检查过程中还需要遵循无菌原则,避免造成患者眼部感染。对于不能配合检查的小儿或特殊患者,需要采取特殊的检查方法或设备来获取准确的检查结果。

综上所述,裂隙灯检查是一种非常重要的眼科检查方法。它利用经过特殊设计的显微镜和光源,能够深入观察患者眼部各结构的病变情况。通过裂隙灯检查,可以及时发现并诊断多种眼部疾病,为患者提供及时有效的治疗。随着医疗技术的不断发展,裂隙灯检查技术也在不断改进和完善,以期为更多患者的眼部健康保驾护航。

第三节　前房角镜检查

一、定义与作用

前房角镜检查,又称前房角镜检查术,是一种利用特殊的接触镜(前房角镜)对前房角进行直接观察的检查方法。通过前房角镜的放大作用,可以清晰地看到前房角的细微结构,包括前界线、小梁网、巩膜突等,从而评估前房角的宽度、开放程度及异常病变。

前房角镜检查的主要作用是辅助青光眼的诊断。青光眼是一种由眼压升高导致的致盲性眼病,而前房角是房水排出的主要通道。前房角狭窄或关闭会使房水排出受阻,造成眼压升高。因此,通过观察前房角的状态,可以判断青光眼的类型、严重程度,以便制订相应的治疗方案。此外,前房角镜检查还可以用于评估其他眼压相关疾病,如前房积血、炎症等。

二、检查原理与设备

前房角镜检查利用前房角镜的凸面设计,使其能够紧贴角膜表面,通过镜面的折射作用将前房角的图像放大并呈现,进而通过直接观察来获取前房角的详细信息。

前房角镜检查的设备主要包括前房角镜、显微镜和照明系统。前房角镜是一种特殊的接触镜,通常由玻璃或塑料制成,具有不同的曲率和放大倍数,以适应不同患者的角膜曲率和检查需求。显微镜用于进一步放大前房角图像,使医生能够更清晰地观察前房角的细微结构。照明系统提供足够的光线,确保前房角的图像清晰可见。

三、检查过程

1. 进行前房角镜检查前,需要对患者进行全面的眼部检查,以确认有无其他禁忌证或并发症。

2. 让患者坐在裂隙灯显微镜前,调整设备和患者的位置,使患者的眼睛与显微镜和前房角镜对齐。

3. 在患者的角膜表面滴上麻醉剂和耦合剂,将前房角镜轻轻放置在患者的角膜上,通过显微镜观察前房角的状态。前房角镜在角膜上会产生一种“吸杯”作用,可保持前房角镜位于角膜中心,检查时不要用力压迫角膜,以免房角结构失真。裂隙光线聚焦在前房角镜的倾斜镜面上,通过旋转前房角镜并移动裂隙灯,可以看到整个房角。如果没有裂隙灯,可用直接检眼镜(眼底镜)代替(用+10.0D至+20.0D观察)。

4. 先静态下观察前房角,令患者注视正前方,前房角镜位于角膜中央,不偏斜也不加压,此时所见为前房角的宽度。如为窄角,则应继续进行动态观察,令被检眼转动或使前房角镜倾斜或加压,以便能看到更多的前房角结构,并鉴别有无周边前粘连。如仍然不能看到功能性小梁部分,则将光带做成裂隙投照在所能见到的前房角的最顶尖部,观察来自房角前壁的光线和来自后壁的光线在此处是错开的,还是相交的(光带相交表示前房角真性关闭),从动态所见可确定前房角的开闭。

5. 观察完后取下前房角镜,用净水冲洗干净,用棉球擦干或吹干镜面后将镜收藏,记录观察结果,并根据需要进行相应的治疗。

四、注意事项

1. 做好设备消毒工作,确保设备清洁,避免交叉感染。
2. 选择合适的麻醉剂和耦合剂,以减少患者的不适感和提高图像的清晰度。
3. 在操作过程中动作要轻柔,避免对角膜造成刺激或损伤。
4. 在观察过程中要全面、细致,不遗漏任何异常病变的信息。同时,患者也应配合医生的操作,保持放松状态。

五、检查结果与疾病诊断

通过前房角镜检查,可以观察到前房角的各种异常表现,如狭窄、关闭、出现新生血管等。这些异常表现可能是青光眼等眼压相关疾病的症状。例如,原发性开角型青光眼患者的前房角通常是开放的,但小梁网功能异常,导致房水排出受阻;原发性闭角型青光眼患者的前房角则可能发生狭窄或关闭,导致眼压急剧升高。此外,前房角镜检查还可以发现其他眼部异常病变,如前房积血、炎症等。

根据前房角镜检查的结果和其他临床信息,可以对患者进行疾病诊断。例如,对于疑似青光眼的患者,通过前房角镜检查可以明确青光眼的类型(开角型或闭角型)和严重程度;对于已经确诊为青光眼的患者,前房角镜检查可以帮助评估目前的治疗效果并制订后续治疗方案。同时,前房角镜检查还可以为其他眼压相关疾病的诊断和治疗提供重要依据。

第四节　眼　压　检　查

一、定义与作用

眼压,即眼内压,指眼球内容物对眼球壁产生的压力。眼压检查是利用特定的仪器和方法,测量眼球内部压力的一种检查。正常人的眼压在一定范围内波动,而眼压的升高或降低均可能对眼球的健康产生影响。眼压检查的作用在于可以及早发现眼压异常，为青光眼等眼压相关疾病的诊断和治疗提供重要依据。眼压检查可以监测治疗效果，评估病情进展，对于保护患者视力具有重要意义。此外，眼压检查还可以用于眼科手术前的评估和风险预测，以及眼部外伤的诊断和治疗。

二、检查原理与方法

眼压检查主要是利用物理学原理，通过测量眼球的硬度或变形程度来推算眼压。目前常用的眼压检查方法主要有接触式眼压检查和非接触式眼压检查两种。

1. 接触式眼压检查：接触式眼压计是常用的眼压检查仪器之一，如Goldmann压平眼压计。它通过一个与角膜接触的测量头，使角膜轻微变形，然后通过测量变形程度来推算眼压。这种方法的测量结果较为准确，但需要患者配合，且对角膜有一定的刺激。

2. 非接触式眼压检查：非接触式眼压计如气动眼压计，它利用气体脉冲使角膜变形，然后通过测量变形程度来推算眼压。这种方法无须与角膜接触，可以减少患者的不适感，降低交叉感染的风险，但测量结果可能会受到角膜厚度、曲率等因素的影响。

除以上两种常用的方法外，还有一些其他的眼压检查方法，如压陷式测量法、电生理检查等。这些方法各有优缺点，医生会根据患者的具体情况选择合适的检查方法。

三、检查过程

1. 进行眼压检查前，需要向患者解释检查的目的和方法，以消除患者的紧张情绪。

2. 让患者坐在检查设备前，调整设备的高度和角度，确保患者的眼睛与设备的测量头或测量区域对齐。

3. 根据选择的检查方法，按照相应的操作步骤进行测量。

4. 测量完成后，记录测量结果，并根据结果进行分析和诊断。

四、注意事项

1. 确保检查设备的准确性和清洁度，以避免出现测量误差和交叉感染。

2. 选择合适的检查方法和测量参数，以适应不同患者的眼球特点和检查需求。

3. 在操作过程中动作要轻柔、准确,尽量减少患者的不适感。同时,患者也需要配合医生的操作,保持放松状态,避免紧张或过度用力。

五、眼压异常的原因

一般人的正常眼压值为 10 ~ 21 mmHg,眼压日差小于 5 mmHg 为正常,大于 8 mmHg 考虑为病理性异常。眼压异常可能由多种原因引起,如眼球解剖结构异常、房水循环障碍、眼内炎症等。例如,眼压升高是青光眼的主要特征之一,而青光眼是一种致盲性眼病,对视神经有损害,眼压检查对于青光眼的早期诊断和治疗具有重要意义;此外,眼压降低也可能是一些疾病的表现,如眼球萎缩、脉络膜脱离等。因此,通过眼压检查可以及早发现这些疾病,为患者的治疗提供重要依据。

第五节　睫状肌麻痹检查

一、定义与作用

睫状肌麻痹检查(图 2-1)也称散瞳检查,是眼科常用的一种检查方法。这种检查主要有以下作用。

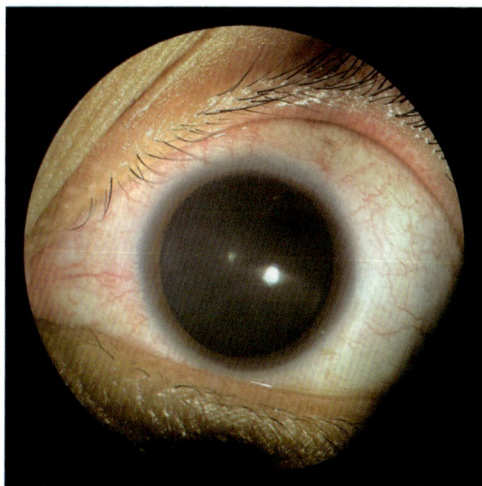

图 2-1　睫状肌麻痹检查

1. 判断近视类型：睫状肌麻痹检查有助于区分真性近视和假性近视。假性近视通常是由睫状肌痉挛引起的调节性近视，多为用眼疲劳所致。通过睫状肌麻痹检查，可以解除睫状肌痉挛，使假性近视恢复。而真性近视则是眼轴变长导致的，无法通过此检查恢复。

2. 获取准确屈光度数：对于真性近视患者，睫状肌麻痹检查可以帮助医生判断近视的准确度数，为后续的配镜或矫正手术提供准确的数据。

二、检查过程

1. 药物应用：在进行这项检查时，需要用到睫状肌麻痹药物，这类药物可以麻痹睫状肌，使其失去调节作用。常用的睫状肌麻痹药物主要有以下几种。

（1）1%阿托品眼膏或眼用凝胶：这是睫状肌麻痹效果最强的药物，药效时间也较长。特别适合7岁以下的近视儿童使用，尤其是远视和斜弱视儿童。使用方法通常是每天2~3次，连续使用3天。对于内斜视患者，每天使用1~2次，连续使用5天。建议在散瞳后的21天至28天内进行第2次复验。

（2）1%环喷托酯滴眼液：这种药物的睫状肌麻痹效果仅次于阿托品眼用凝胶，但药效持续时间较短。如果不能使用阿托品眼用凝胶，可以考虑使用此药。对7~12岁的近视儿童进行散瞳验光时也可使用。使用方法是验光前每隔20 min滴2次，1 h后验光。建议在散瞳后的第3天到1周内进行第2次复验。

（3）复方托吡卡胺滴眼液：这种药物的药效持续时间较短，作用强度低于前两种药物，适用于12~40岁的人群。在临床上，也可用于7~12岁近视儿童的散瞳验光。第2次的复验时间通常在第2天到1周内。

2. 观察反应：在应用药物后，观察患者的瞳孔反应和视力变化。患者的瞳孔可能会散大，视力可能会暂时下降，这是正常现象。

3. 验光：在药物作用达到最大效果后进行验光。此时，由于睫状肌已经麻痹，验光结果能更准确地反映眼睛的屈光状态。

三、注意事项

1. 避免阳光直射：由于药物作用，患者的瞳孔会散大，对强光敏感。因此，在检查后瞳孔散大状态下，应避免在阳光下过度暴晒，必要时可以佩戴太阳镜或遮阳帽。

2. 减少用眼：检查后，患者应尽量减少使用电子产品和近距离阅读的时间，以免加重眼睛负担，引起不适。

3. 出现不良反应及时停药：使用1%阿托品眼膏或眼用凝胶后可能会出现皮肤发热、面部潮红、心动过速，还有少数人会出现过敏反应。如用药后出现以上不良反应，建议停止使用。滴眼后，用手指按压内眦部，防止药物进入泪囊，以减少药物的全身性吸收，减轻不良反应。

第六节　角膜荧光素染色检查

一、定义与作用

角膜荧光素染色检查（图2-2）是一种利用特殊荧光素对角膜进行染色的辅助诊断方法，具有无创、简便、快速等优点，在眼科临床中应用广泛。这种检查方法不仅可以用于诊断角膜炎、角膜溃疡、干眼症等疾病，还可以用于评估角膜移植手术前的角膜上皮状况。通过及时发现角膜上皮的缺损和溃疡，为患者提供及时有效的治疗，从而避免病情进一步恶化。

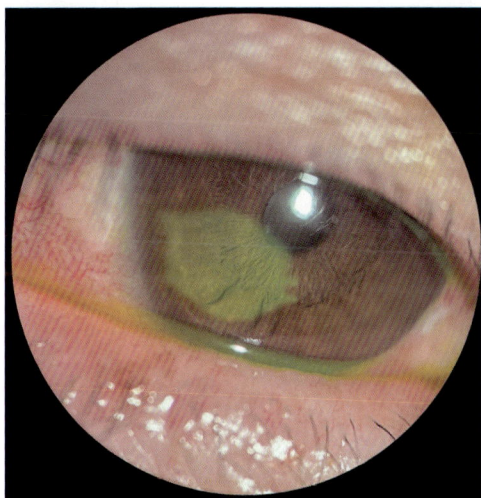

图2-2　角膜荧光素染色检查

二、检查过程

在进行角膜荧光素染色检查时，首先将1%～2%的荧光素钠溶液滴入患者的结膜囊内。这种溶液与结膜接触泪液呈现黄绿色。等待1～2 min后，使用裂隙灯显微镜对角膜进行观察。如果角膜上皮存在缺损或溃疡，这些区域会呈现嫩绿色的荧光。这种荧光可以帮助医生准确地定位角膜病变的位置，从而进行进一步的诊断和治疗。

需要注意的是，角膜荧光素染色检查虽然具有较高的诊断价值，但并不能完全替代其他检查方法。在某些情况下，还需要结合其他检查手段，如角膜地形图、角膜共聚焦显微镜等，以获取更全面、准确的诊断信息。

第七节　泪膜破裂时间测定

一、定义

泪膜破裂时间测定是眼科检查中常用的一种评估泪膜稳定性的方法。泪膜是眼球表面的一层薄膜，由水液层、黏蛋白层和脂质层三部分组成，对眼球起润滑和保护作用。泪膜破裂时间是从最后一次瞬目（眨眼）后睁眼开始，到泪膜表面出现第1个干燥斑的时间间隔。

二、操作步骤

1. 角膜荧光素染色：首先在患者的结膜囊内滴入2 μL的荧光素钠溶液或使用抗生素滴眼液湿润的荧光素试纸，这是一种特殊的染色剂，可以使泪膜在裂隙灯钴蓝光的照射下发出荧光，便于观察。

2. 瞬目与观察：患者瞬目3～4次后平视前方，此时在裂隙灯显微镜下观察患者的角膜。

3. 测量时间：从患者最后一次瞬目后睁眼开始计时，直到泪膜上出现第1个干燥斑。这个时间间隔就是泪膜破裂时间，测量结果取3次测量的平均值。

三、泪膜破裂时间的影响因素

泪膜破裂时间受多种因素影响,包括年龄、种族、睑裂大小、眼球屈光状态、生活习惯、空气湿度、是否患有眼部疾病等。

正常情况下,泪膜破裂时间应该在 10 ~ 45 s。如果泪膜破裂时间小于 10 秒,说明泪膜不稳定,可能是干眼症等眼部疾病的早期表现。《中国干眼专家共识:检查和诊断(2020 年)》将泪膜破裂时间小于 5 s 作为诊断干眼症的最佳截断值。此外,如果泪膜破裂时间超过 45 秒,则提示存在由某种原因引起的泪道阻塞,导致泪液在结膜囊内持续保留,引起泪膜破裂时间增加。

泪膜破裂时间测定是诊断干眼症等眼部疾病的重要手段之一。然而,需要注意的是,泪膜破裂时间只是评估泪膜稳定性的一个指标,还需要结合其他检查如泪液分泌试验、泪液渗透压测定、角膜荧光素染色检查等进行综合判断。

第八节　泪液分泌试验

一、定义

泪液分泌试验是眼科中用于评估泪液分泌量的重要检查之一。泪液分泌量反映了泪腺和副泪腺等眼表组织的分泌功能及泪液产生与清除的动态平衡。

二、操作步骤与结果分析

泪液分泌试验通常使用标准 Schirmer 试纸进行。检查时,将试纸头端内折置入下眼睑外中 1/3 的结膜囊处,并嘱咐患者轻轻闭上双眼。在患者闭眼的过程中,试纸条会接触到泪腺分泌的泪液。5 min 后取出试纸条,根据试纸条被泪液浸湿的长度来判断泪液的分泌量。

正常情况下,试纸被浸润的长度应该在 10 ~ 15 mm。如果试纸被浸润的长度短于 10 mm,则表示泪液分泌不足,这可能是泪腺功能减退等原因导致的。需要注意的是,如果在检查前使用了表面麻醉药物,那么试纸被浸润的长度短于5 mm才被视为泪液分泌不足。

　　无麻醉的泪液分泌试验是诊断重度水液缺乏型干眼的重要方法,如干燥综合征,但其变异性和侵入性会影响结果的准确性,尤其是睑板腺功能障碍继发的脂质异常型干眼。这类干眼主要是泪液的质而非量发生了显著的改变,而置入试纸时的反射性溢泪可能掩盖了泪液量的轻微减少。

第九节　角膜地形图检查

一、定义与作用

　　角膜地形图检查是一种通过计算机图像分析系统,对角膜表面形态进行定量分析的方法。它采用非接触式的方式,通过投影到角膜表面的光线和反射回来的光线,利用计算机图像处理技术,生成角膜表面的三维形态图,即角膜地形图。

　　角膜地形图检查主要用于了解角膜表面的曲率、厚度、散光等参数,以及是否存在角膜病变。通过角膜地形图,可以准确地测量角膜各点的曲率半径、角膜厚度、角膜前后表面的高度差等,进而分析角膜的屈光状态、散光类型和程度等。此外,角膜地形图还可以帮助医生发现角膜病变,如圆锥角膜等,为临床诊断和治疗提供重要依据。

二、检查过程

　　在进行角膜地形图检查时,患者需保持头部稳定,注视前方固定的光源。检查过程中会使用专业的角膜地形图仪,将光线投射到患者的角膜表面,并通过摄像机捕捉反射回来的光线。然后,通过计算机图像分析系统,将这些数据转化为三维的角膜地形图。

　　总的来说,角膜地形图检查是一种重要的眼科检查手段,能够提供较全面的角膜形态信息,有助于临床诊断和治疗。需要注意的是,角膜地形图检查虽然具有较高的准确性和可靠性,但也存在一定的局限性。例如,对于角膜表面的微小变化,如角膜散光等,可能无法完全准确地测量。此外,某些角膜病变,如角膜瘢痕、新生血管等,可能会影响角膜地形图检查结果的准确性和可靠性。

第十节　角膜内皮镜检查

一、定义与作用

角膜内皮镜检查是一种无创的眼科检查技术,通过特殊的内皮镜设备,可以直接观察到角膜内皮细胞的微观结构。角膜内皮细胞是角膜最内层的一层细胞,它们负责维持角膜的透明性和水分平衡。角膜内皮镜检查有以下作用。

1. 评估角膜健康状况:角膜内皮镜检查可以用于评估各种角膜疾病的严重程度和预后情况。例如,对于角膜炎、角膜营养不良等,通过观察角膜内皮细胞的形态和数量变化,可以了解疾病的进展情况和治疗效果。

2. 预测手术风险:在进行角膜移植、白内障手术等眼科手术时,角膜内皮细胞的健康状况对手术效果和患者的预后具有重要影响。通过角膜内皮镜检查,可以预测手术风险,为手术方案的制订提供参考依据。

3. 监测疾病进展:对于一些慢性角膜疾病,如角膜内皮功能不全、角膜水肿等,角膜内皮镜检查可以用于监测疾病的进展情况。通过观察角膜内皮细胞的形态和数量变化,可以及时调整治疗方案,提高治疗效果。

二、检查原理与设备

角膜内皮镜检查主要依赖于光学放大和显微成像技术。通过特殊的内皮镜设备,可以观察到角膜内皮细胞的形态、大小和排列情况。这些设备通常配备有高分辨率的显微镜和摄像头,能够将观察到的图像清晰地呈现在屏幕上,方便医生进行详细的分析。

三、检查过程

1. 在进行角膜内皮镜检查前,患者需要保持眼部清洁,避免佩戴隐形眼镜等可能影响检测的物品。检查过程中,患者应保持放松状态。

2. 患者坐于仪器前,其下颌及额头置于下颌托及额托一侧,下颌托感应器自动判别左右眼并显示于屏幕上。医生通过调整设备的焦距和光线强度,观察并记录角膜内皮细胞的形态、数量和分布情况。

3. 医生根据观察到的图像,评估角膜内皮细胞的密度、形态和变异情况。这些信息对于判断角膜的健康状况、预测手术效果及监测疾病的进展具有重要意义。

四、注意事项与局限性

1. 注意事项:在进行角膜内皮镜检查时,需要注意保持设备的清洁,严格消毒,避免交叉感染。同时还需要熟练掌握操作技巧,避免对患者的角膜造成损伤。

2. 局限性:虽然角膜内皮镜检查可以提供关于角膜内皮细胞的重要信息,但它并不能完全反映角膜的整体健康状况。因此,在诊断角膜疾病时,还需要结合其他检查方法和临床表现进行综合判断。

综上所述,角膜内皮镜检查是一种重要的眼科检查技术,它在评估角膜健康状况、预测手术风险及监测疾病进展等方面具有广泛的应用价值。作为眼科医生,我们应该熟练掌握这一技术,为患者提供更为准确和有效的诊断与治疗服务。

第十一节　眼科A超检查

一、定义与作用

A超检查也称回声测深法,是一种利用超声波的反射原理来测量物体距离的方法。在眼科检查中,A超检查有以下作用。

1. 眼球长度测量,如角膜厚度、晶状体厚度、玻璃体腔长度和眼轴长度。

2. 视网膜脱离的诊断和定位。

3. 眶内肿物、血管瘤的诊断。

二、检查过程

1. 患者通常采取坐位或卧位,眼睛注视前方或正上方。

2. 将 A 超探头轻轻放置在患者的眼角膜上,对于难以配合的儿童,可能需在使用表面麻醉剂后放置。

3. A 超探头会向眼球发射超声波,当超声波遇到眼角膜、晶状体、玻璃体等结构时,会发生反射,这些反射波会被探头接收并转化为电信号。

4. 通过分析这些反射波的时间延迟和强度,可以计算出眼球各结构的厚度和眼轴长度。

第十二节　眼科B超检查

一、定义与作用

B 超检查也称二维灰阶切面超声检查,是一种通过超声波在人体内传播并接收其回声信号,经过计算机处理后形成二维图像的检查方法。在眼科检查中,B 超检查有以下作用。

1. 屈光间质不透明时,了解眼内情况。

2. 晶状体后的眼后段组织检查,包括玻璃体、后层视网膜脉络膜、视神经等。

3. 诊断玻璃体方面的疾病,如玻璃体液化、玻璃体出血、玻璃体异物、玻璃体增生与后脱离等。

4. 视网膜脱离、视神经损伤、异物穿透眼球后层的检查。

二、检查过程

1. 患者通常采取坐位或卧位,眼睛闭合。

2. 将 B 超探头放置在患者的眼睑上,使用水囊耦合剂来确保超声波能够顺利进入眼球。

3. B超探头会向眼球发射超声波,这些超声波在眼球内部传播时,会被不同的组织结构反射,形成回声信号。

4. B超探头接收这些回声信号,并将其转化为电信号,经计算机处理后形成二维图像,显示在屏幕上。

需要注意的是,眼科B超检查对于眼球前段的病变,如角膜、虹膜等,可能不如眼科A超检查准确。此外,眼科B超检查对于某些病变,如小的视网膜裂孔或轻微的玻璃体混浊,可能存在一定的漏诊率。

第十三节　前节光学相干断层扫描检查

一、定义与作用

前节光学相干断层扫描(anterior segment optical coherence tomography, AS-OCT)是一种非接触式、非侵入性的眼科影像检查技术。在临床中,AS-OCT主要用于眼前节疾病的诊断和治疗评估。它可以准确地观察和测量角膜厚度、角膜曲率、前房深度、房角开放程度等,对于角膜疾病、青光眼、白内障等眼前节疾病的诊断和治疗具有重要意义。

二、检查原理

AS-OCT的检查原理与光学相干断层扫描(OCT)类似,均基于光的干涉原理。通过测量不同深度组织对光的反射和散射信号,可以重建出眼前节组织的二维或三维图像。这种技术具有微米级的分辨率,能够清晰地显示眼前节组织的微细结构,如角膜、巩膜、虹膜、前房角、晶状体等。

总的来说,与传统的眼前节检查方法相比,如裂隙灯显微镜、前房角镜检查等,AS-OCT具有更高的分辨率和更强的穿透能力,能够提供更全面、准确的眼前节结构信息。同时,AS-OCT具有非接触性、无创伤性、可重复性好等优点,患者接受度高,适用于各种年龄段和配合程度的患者。

第十四节　手机联合裂隙灯眼前节检查

一、定义与作用

　　手机联合裂隙灯眼前节检查是利用智能手机的摄像头采集裂隙灯显微镜下眼前节的图像。裂隙灯显微镜是一种常用的眼科光学仪器,能够放大并照亮眼部结构,帮助医生观察角膜、结膜、巩膜、前房、虹膜、瞳孔、晶状体等眼前节结构的细节变化,智能手机则能够将这些图像记录下来,两者联合起来方便眼科医生即时保存,也可以录制视频,方便进行后续的分析和诊断。

二、优点

　　1. 便捷性:手机联合裂隙灯眼前节检查无须专业摄影设备,仅凭智能手机与裂隙灯显微镜即可轻松完成。这种检查方法让眼科医生能够随时随地记录和分析眼部结构,极大地提高了检查的便利性和效率。

　　2. 实时性:结合智能手机的摄像功能,眼科医生能够即时捕捉眼前节的图像,实时观察眼部结构的变化。这种即时反馈有助于眼科医生迅速发现并诊断眼部问题,为治疗争取宝贵时间。

　　3. 精确性:裂隙灯显微镜的放大功能结合智能手机的高清摄像功能,为眼科医生提供了前所未有的视觉体验,使其能够更清晰地观察眼前节结构的细微变化,为疾病的准确诊断提供有力支持。

　　4. 可重复性:拍摄的图像可保存于手机或电脑中,方便眼科医生在后续诊疗过程中随时回顾和对比。这种可重复性的观察有助于眼科医生追踪疾病进展,评估治疗效果,为患者的长期治疗提供重要依据。

　　5. 普及性:由于智能手机和裂隙灯显微镜在市场上的普及率极高,这一检查技术有望在临床中得到更广泛的应用,从而进一步提高眼科疾病的诊断和治疗水平,使更多患者受益。

三、检查过程

1. 准备智能手机和手机夹子：市面上大多数智能手机均可使用，建议选择像素高、轻便的型号，避免手机过重而从夹子上滑落。高像素有助于捕捉更清晰的眼部图像，为眼科医生提供更准确的诊断依据。手机夹子可在电子商务平台等购买，其设计需满足两个要求：底部有固定手机机身的卡槽，顶部有可旋转的卡槽，用于固定裂隙灯目镜。此外，卡槽中央应设有一个圆孔，确保手机摄像头与裂隙灯显微镜的准确对齐（图2-3）。

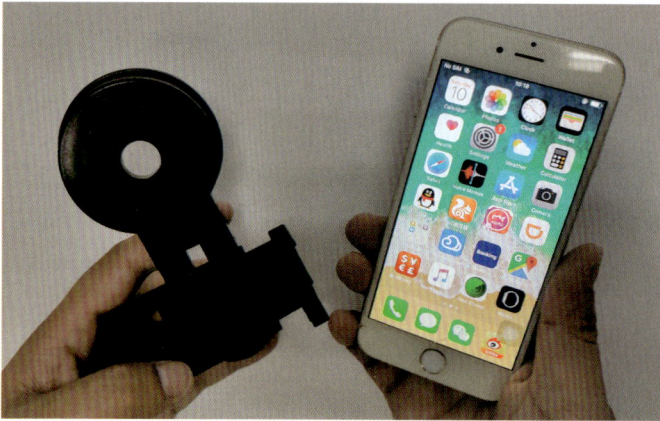

图2-3　准备智能手机和手机夹子

2. 安装手机：将手机稳固地固定在手机夹子上，确保拍摄过程中手机保持稳定（图2-4）。

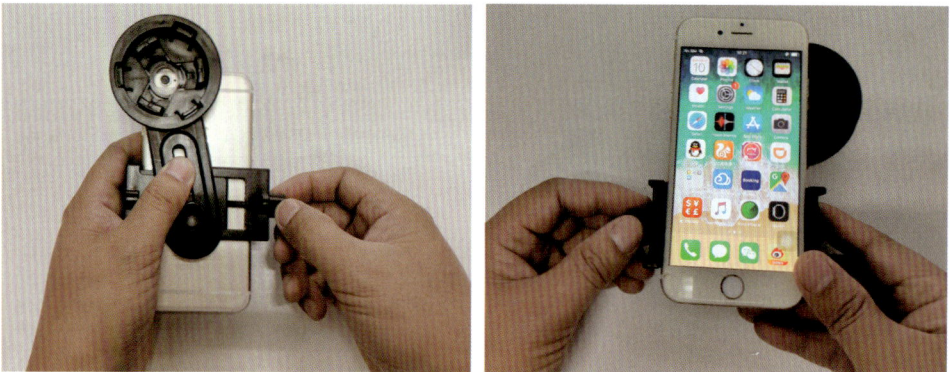

图2-4　安装手机

3. 固定裂隙灯目镜:将手机夹子顶部的卡槽与裂隙灯目镜紧密固定,确保拍摄时图像的稳定和清晰(图2-5)。

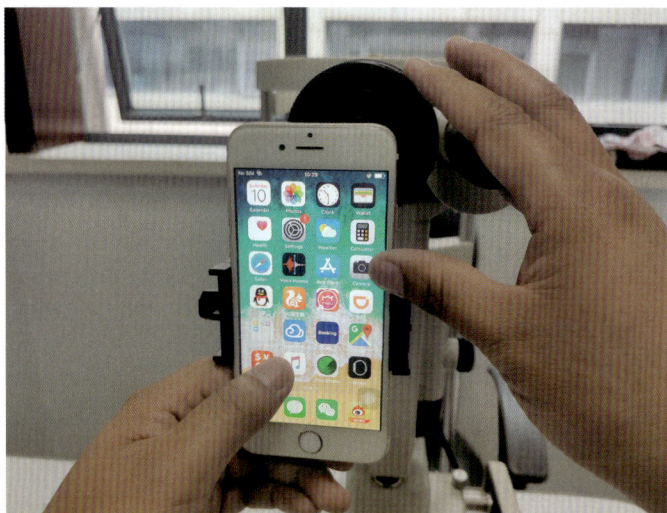

图2-5 固定裂隙灯目镜

4. 调整与拍摄:根据实际需要调整裂隙灯的高度,并调整"物像"焦距,以获得最佳的拍摄效果。准备工作完成后,即可开始拍摄眼部图像(图2-6)。

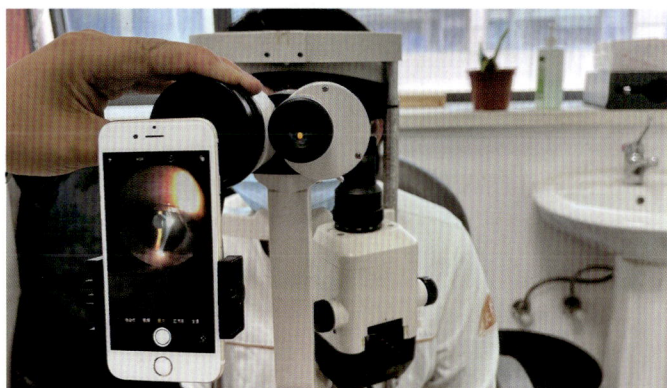

图2-6 调整与拍摄

总之,手机联合裂隙灯眼前节检查技术具有便捷、实时、精确、可重复和易普及等优点,为眼科医生提供了一种新的诊断手段,有助于提高眼科疾病的诊断和治疗水平。

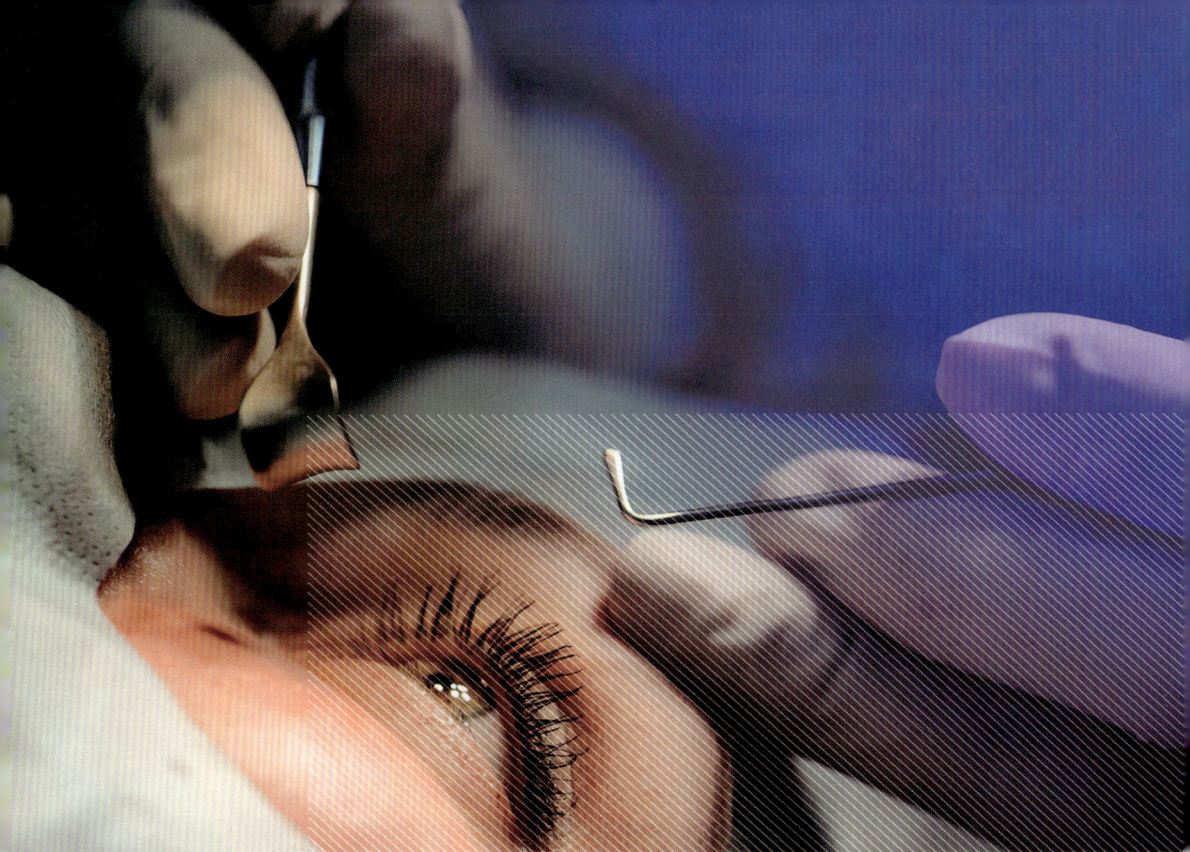

第三章
疾 病 各 论

第一节　眼睑、眼眶疾病

一、睑腺炎

(一)定义

睑腺炎(图3-1)，又称麦粒肿，是眼睑腺体的一种急性、化脓性、结节性炎症病变。通常分为外睑腺炎和内睑腺炎。其中，由睫毛毛囊根部皮脂腺感染引起的肿胀为外睑腺炎，因睑板腺受累时形成的肿胀为内睑腺炎。

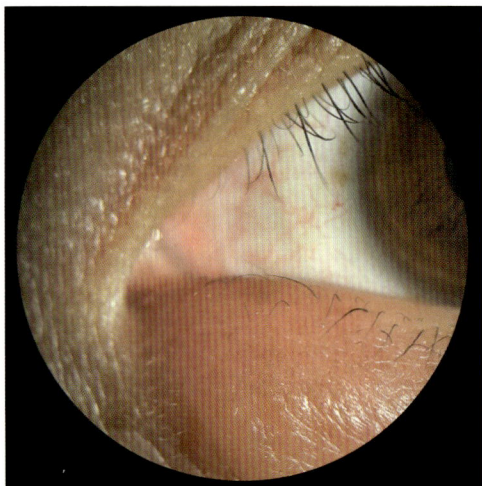

图3-1　睑腺炎

(二)病因

睑腺炎的主要病因是葡萄球菌感染，其中金黄色葡萄球菌引起的感染最为常见。感染通常是由眼睑腺体开口阻塞、腺体分泌物滞留和细菌繁殖导致的。此外，不良的卫生习惯、佩戴隐形眼镜、揉眼等行为也可能增加感染的风险。

(三)临床表现

1. 外睑腺炎:初期,眼睑局部红肿、疼痛,可触及硬结,眨眼时疼痛明显。进展期,硬结逐渐软化,形成黄色脓点,可自行破溃,脓液流出后疼痛和红肿症状逐渐消失。

2. 内睑腺炎:初期,眼睑局部红肿、疼痛,但硬结和脓点不明显。进展期,疼痛加剧,可触及眼睑内的硬结,有波动感。若治疗不及时,可能引发眼睑脓肿。

(四)检查方法

1. 裂隙灯检查:使用裂隙灯显微镜观察眼睑的细微病变,如腺体的开口堵塞、脓液积聚等。

2. 触诊:轻轻触摸患者的眼睑,感受是否有波动感,以及确定患者是否有压痛。

3. 实验室检查:必要时,可进行血液检查,以评估感染程度和炎症反应。

(五)诊断流程

1. 询问病史:了解患者是否有眼部不适、疼痛、红肿等症状,以及是否佩戴隐形眼镜,是否有揉眼等不良习惯。

2. 眼部检查:观察并触诊患者的眼睑,检查是否有红肿、硬结、脓点等症状。

3. 实验室检查:必要时,可进行血液检查,以评估感染程度和炎症反应。

4. 鉴别诊断:排除其他可能引起类似症状的眼部疾病。

(1)眼睑疖肿和脓肿:虽然也有红肿和疼痛的表现,但疖肿和脓肿通常位于毛囊根部,睑腺炎则位于眼睑腺体。

(2)眼睑丹毒:这是一种由溶血性链球菌引起的急性炎症,表现为弥漫性红肿,伴有发热和全身不适。

(3)眼睑蜂窝织炎:属于严重感染,通常由溶血性链球菌或金黄色葡萄球菌引起,表现为整个眼睑红肿、疼痛,可能伴有发热和全身不适。

(六)治疗方法

1. 局部热敷:每天 3～4 次,每次 10～15 min,有助于促进眼部血液循环,加速炎症消退。

2. 药物治疗:局部使用抗生素滴眼液或在结膜囊内涂抗生素眼膏,如左氧氟沙星滴眼液、妥布霉素眼膏等,有助于控制感染。对于症状严重或发展为眼睑蜂窝织炎的患者,需要口服或静脉滴注抗生素。内服清热解毒中药亦有一定疗效。

3. 手术治疗:脓肿形成后需进行局部切开排脓的手术治疗。外睑腺炎的皮肤面切口应与睑缘平行,内睑腺炎的结膜面切口应与睑缘垂直。切忌不适当地挤压,以防止炎症向眶内、颅内扩散,引起眶蜂窝织炎、海绵窦静脉炎、脑膜炎等而危及生命。

4. 保持良好的眼部卫生习惯:避免揉眼、长期佩戴隐形眼镜等行为,有助于预防睑腺炎的发生。

二、睑板腺功能障碍

(一)定义

睑板腺功能障碍(图3-2)是一种慢性、弥漫性睑板腺异常,以睑板腺终末导管阻塞或睑板腺分泌物的质或量改变为特征。这种功能障碍可能导致泪膜稳定性下降和眼部不适,是蒸发过强型干眼症的主要原因。

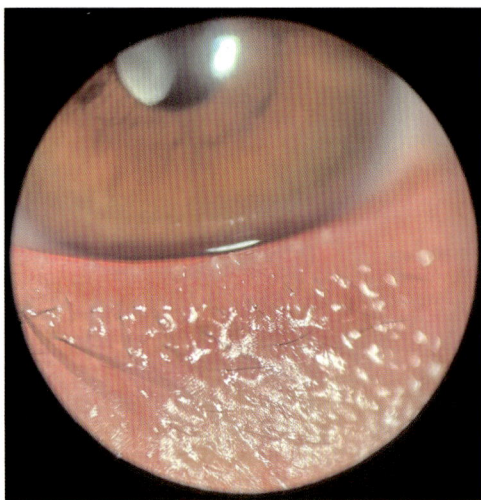

图 3-2　睑板腺功能障碍

(二)病因

1. 腺体分泌异常:睑板腺分泌物的质或量发生改变,变得黏稠,易于凝固。随年龄增长,睑板腺分泌功能可能逐渐减弱。

2. 腺体阻塞:睑板腺开口阻塞,导致分泌物无法排出。

3. 眼部炎症:如睑缘炎、结膜炎等,可能引发或加重睑板腺功能障碍。

4. 激素水平:如雄激素水平降低可能影响睑板腺分泌。

5.不良生活习惯:如长时间使用电子设备、佩戴隐形眼镜、眼部清洁不到位等。

(三)临床表现

1.眼部不适:流泪、刺痛、灼热感、干燥或异物感、轻微瘙痒、畏光、眼红、有黏性分泌物、眨眼频率增加等。

2.眼部疲劳:长时间用眼后眼部疲劳感加重,昼夜波动,夜间症状明显。

3.视力波动:尤其在晨起时视物模糊,眨眼后视力改善。

4.睑缘改变:可见睑缘红肿、增厚、变钝,皮肤黏膜交界处血管化、角化和瘢痕等。

(四)检查方法

1.裂隙灯检查:观察是否存在睑板腺开口阻塞,腺体萎缩,睑板腺开口上皮化生,睑板腺分泌减少,睑板腺分泌物混浊、浓稠,泪河高度降低等症状。

2.睑板腺照相:通过眼表综合分析仪拍摄睑板腺图像,观察腺体结构和分泌物情况。

3.睑板腺分泌功能检测:通过挤压睑板腺,观察分泌物的性状和量。

4.泪膜破裂时间测定:评估泪膜稳定性。

(五)诊断流程

1.询问病史:了解患者眼部不适症状及持续时间。

2.眼部检查:包括裂隙灯检查、睑板腺照相、泪液分泌试验、泪膜破裂时间测定等。

3.鉴别诊断:睑板腺功能障碍应与结膜炎、角膜炎、干眼症等其他眼部疾病相鉴别。这些疾病虽然可能有类似的症状,但发病机制和治疗方法不同。

(六)治疗方法

1.眼睑清洁:定期清洁眼睑,去除分泌物和细菌。

2.热敷:通过热敷促进睑板腺分泌物排出,缓解症状。

3.按摩:通过对睑板腺进行按摩,帮助排出阻塞的分泌物。

4.药物治疗:使用人工泪液、自体血清等润滑眼球,缓解眼部干涩症状。如存在炎症,可局部使用环孢素和皮质类固醇,全身补充ω-3脂肪酸。

5.调整生活方式:避免长时间使用电子设备,保持充足的睡眠,均衡饮食等。

6.手术治疗:对于严重的睑板腺功能障碍,如腺体萎缩严重,可考虑手术治疗,如睑缘缝合术等。

三、睑板腺囊肿

(一)定义

睑板腺囊肿(图3-3),又称霰粒肿,是一种睑板腺特发性、无菌性、慢性肉芽肿性炎症。通常有一结缔组织包囊,囊内含睑板腺分泌物及包括巨噬细胞在内的慢性炎症细胞浸润。睑板腺囊肿通常分为两种类型:内睑板腺囊肿和外睑板腺囊肿。内睑板腺囊肿位于睑板腺内,表面与结膜囊相贴;外睑板腺囊肿则位于睑板腺外部,表面与皮肤相贴。

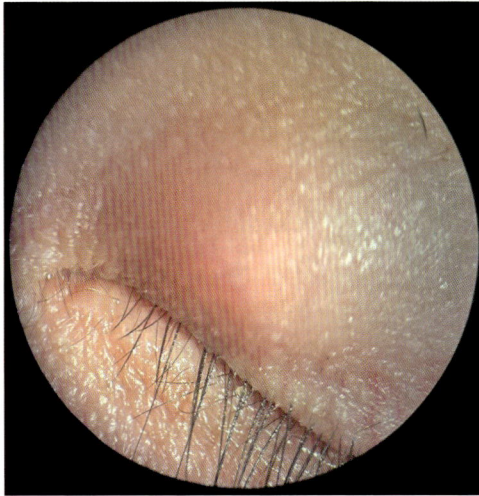

图3-3　睑板腺囊肿

(二)病因

1.睑板腺出口阻塞:这是导致睑板腺囊肿的主要原因。当睑板腺出口阻塞时,分泌物无法正常排出,从而形成囊肿。

2.慢性炎症:长期的慢性结膜炎或睑缘炎的炎症刺激,可能导致睑板腺囊肿的形成。

3.睑板腺功能异常:睑板腺分泌旺盛或功能减退,都可能影响分泌物的正常排出,从而引发囊肿。

4.遗传因素:有些研究表明,睑板腺囊肿可能与遗传有一定关联。

(三)临床表现

1. 无痛性包块:这是睑板腺囊肿常见的临床表现。患者通常在眼睑上发现一个或多个无痛性包块,质地较硬,与皮肤无粘连。

2. 眼睑沉重感或异物感:随着囊肿的增大,患者可能会感到眼睑有沉重感或异物感。

3. 视力下降:囊肿较大时,可能会压迫眼球引起散光,导致视力下降。

4. 继发性感染:在某些情况下,囊肿可能会发生继发性感染,出现红、肿、热、痛等症状。

(四)检查方法

1. 裂隙灯检查:通过裂隙灯检查,可以观察囊肿的大小、位置及与周围组织的关系。

2. 触诊:通过触诊可以感受囊肿的质地、活动度,获悉患者是否有压痛。

3. 影像学检查:如超声检查或CT扫描,可以进一步了解囊肿的内部结构及与周围组织的关系。

(五)诊断流程

1. 询问病史:首先询问患者的病史,了解包块的出现时间、发展速度及是否有疼痛等症状。

2. 眼部检查:通过裂隙灯检查和触诊等,以了解包块的大小、位置及与周围组织的关系。

3. 影像学检查:通过超声检查、CT扫描,进一步了解囊肿的内部结构及与周围组织的关系。

4. 实验室检查:在某些情况下,可能需要进行实验室检查以排除继发性感染或其他疾病。

5. 鉴别诊断:排除其他可能引起类似症状的眼部疾病。

(1)睑腺炎:睑腺炎是一种急性化脓性炎症,通常表现为红、肿、热、痛等症状,与睑板腺囊肿的无痛性包块不同。

(2)眼睑肿瘤:眼睑肿瘤可能表现为类似睑板腺囊肿的包块,但通常具有不同的生长速度和质地。

(3)眼睑结石:眼睑结石通常位于结膜下,表现为黄白色的小点,与睑板腺囊肿的位置和形态不同。

(六)治疗方法

1. 定期随访：对于较小的、无症状的睑板腺囊肿，可以选择观察与等待的方法。定期随访观察囊肿的变化情况。

2. 热敷：热敷可以促进囊肿消退。患者可以在家中使用热毛巾或热水袋进行热敷，每次 10～15 min，每天 2～3 次。

3. 按摩：按摩囊肿周围的穴位，可以促进血液循环和淋巴回流，有助于囊肿的消退。但需要注意的是，按摩时避免过度用力，以免损伤周围组织。

4. 药物治疗：对于伴有继发性感染的患者，可用抗生素滴眼液或眼膏进行治疗。同时，也可以考虑使用糖皮质激素类药物来减轻炎症反应。

5. 手术治疗：在囊肿较大、持续不消退、视力下降等情况下，可考虑手术治疗。手术方法包括囊肿切除术和搔爬术等。术后要注意保持眼部清洁、干燥，避免感染。

四、睑内翻

(一)定义

睑内翻是指眼睑，特别是睑缘向眼球方向卷曲的一种眼病(图3-4)。睑内翻到一定程度时，睫毛和眼睑的皮肤与眼球表面相接触，易刺激角膜和结膜，引起一系列不适症状。

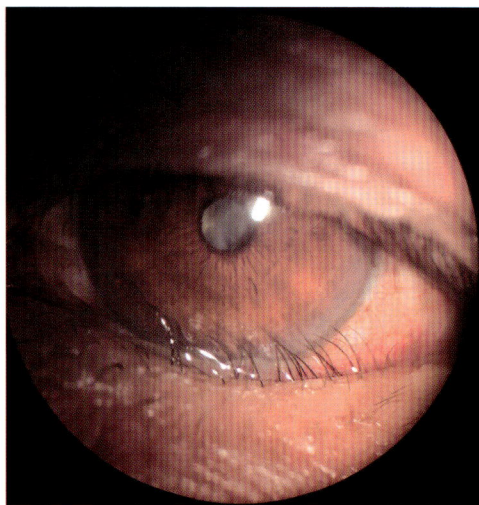

图 3-4　睑内翻

(二)病因

1. 先天性因素:多见于婴幼儿,女性多于男性,大多由内眦赘皮、睑缘部轮匝肌过度发育或睑板发育不全引起。如果婴幼儿较胖,鼻梁发育欠饱满,也可引起下睑内翻。先天性睑内翻较少见,常发生在下睑,通常伴有其他异常,如睑板发育不良、小眼球,它可以与先天性内眦赘皮或下睑赘皮同时存在。

2. 痉挛性因素:多发生于下睑,常见于老年人,又称老年性睑内翻,多为下睑缩肌无力,眶隔和下睑皮肤松弛失去牵制睑轮匝肌的收缩作用,以及眶脂肪减少,眼睑后面缺少足够的支撑所致。由于受各种因素刺激(如结膜炎、结膜异物、角膜炎、长期包扎绷带等),引起眼轮匝肌,特别是近睑缘的轮匝肌反射性痉挛,导致睑缘向内倒卷形成睑内翻,称为急性痉挛性睑内翻。

3. 瘢痕性因素:上下睑均可发生,为结膜或眼睑瘢痕形成收缩所致。常见于眼部慢性炎症,如沙眼等。此外,结膜烧伤、结膜天疱疮等眼病之后也可发生睑内翻。

(三)临床表现

1. 眼部不适:睫毛倒向眼球,刺激角膜和结膜,导致眼部有异物感、畏光、流泪等不适。长期刺激可导致结膜充血、肥厚,出现慢性炎症及干眼等一系列症状。

2. 角膜上皮脱落:角膜上皮可因睫毛的长期刺激而出现点状脱落,继发感染致角膜溃疡者有眼刺痛感。

3. 视力下降:长期不愈、局部新生血管长入,影响角膜透明性,视力不同程度减退。

(四)检查方法

1. 裂隙灯检查:观察睫毛方向、角膜和结膜的状态。

2. 拔睫毛试验:拔除部分睫毛后观察症状是否缓解,有助于诊断。

(五)诊断流程

1. 询问病史:了解症状持续时间、加重因素等。

2. 眼部检查:使用裂隙灯检查眼睑、睫毛、角膜和结膜的状态。

3. 鉴别诊断:排除其他类似疾病。

(1)倒睫:仅有睫毛倒向眼球,而无睑缘内卷。

(2)睑外翻:与睑内翻相反,睑缘向外翻转。

(3)双重睑:上睑皮肤皱褶过多,与睑内翻无关。

(六)治疗方法

1. 按摩与粘贴胶布:对于轻度睑内翻,可尝试按摩、粘贴胶布等方法暂时缓解症状。

2. 药物治疗:对于痉挛性因素引起的睑内翻,可局部使用抗炎药物缓解炎症刺激。

3. 手术治疗:对于先天性、瘢痕性和老年性睑内翻,通常需要手术治疗,手术方法包括睑板切除术、睑板垫高术等,以矫正眼睑位置。手术后可能出现眼睑闭合不全、干眼症等并发症,需及时处理。术后定期随访,观察手术效果及有无复发。

五、倒睫

(一)定义

倒睫(图3-5)是一种睫毛生长方向异常的眼科疾病。正常情况下,睫毛应该向外生长,远离眼球。倒睫时,睫毛会向后方生长,以致触及眼球表面,甚至可能触及角膜。

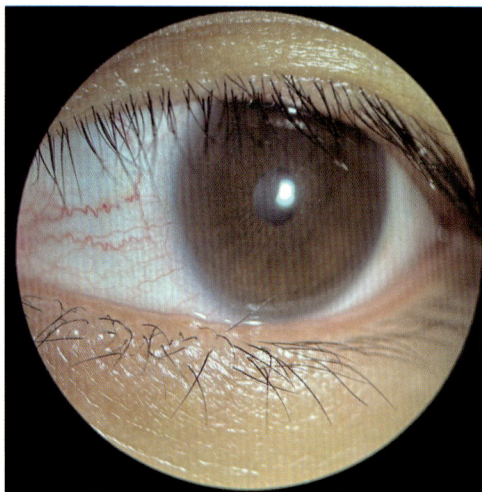

图3-5 倒睫

(二)病因

1. 先天性因素:部分患者可能因先天发育异常导致睫毛生长方向异常。

2. 眼睑内翻:眼睑内翻是倒睫的常见原因,可能由先天性、痉挛性、瘢痕性等因素引起。当眼睑内翻时,睫毛会随之内卷,触及眼球。

3. 眼部炎症：如沙眼、睑缘炎、睑腺炎等眼部炎症疾病，可能导致眼睑痉挛或瘢痕形成，进而引发倒睫。

4. 眼部外伤：如眼睑烧伤等可能导致眼睑瘢痕形成，进而引发倒睫。

5. 退行性病变：老年人眼睑皮肤松弛，眼轮匝肌收缩力减弱，也可能导致睑内翻和倒睫。

(三)临床表现

倒睫的临床表现主要包括眼部持续性异物感、疼痛、流泪、畏光、分泌物增多等。患者可能因睫毛刺激角膜而出现角膜浅层混浊、新生血管长入、角膜上皮角化，甚至出现角膜溃疡等并发症。长期倒睫可能引起视力下降。

(四)检查方法

1. 裂隙灯检查：通过裂隙灯显微镜观察睫毛与眼球的接触情况，以及角膜、结膜的受损程度。检查下睑倒睫时，需嘱患者向下看，方能明确睫毛是否触及角膜。

2. 拔睫试验：拔除倒睫后观察眼部症状是否缓解，有助于准确诊断。但需注意，拔睫试验并非必需，且拔除睫毛可能引起患者不适。

(五)诊断流程

1. 询问病史：了解患者的眼部不适症状及症状持续时间、加重因素等。

2. 眼部检查：观察睫毛生长方向、眼球受损情况，以及是否存在结膜炎、角膜炎等其他眼部疾病。

3. 鉴别诊断：需要与倒睫进行鉴别诊断的疾病包括结膜炎、角膜炎、干眼症等。这些疾病也可能引起眼部不适，但通过详细的病史询问和裂隙灯检查，通常可以区分。例如，结膜炎主要表现为结膜充血、分泌物增多；角膜炎主要表现为畏光、流泪、视力下降等；而干眼症则主要表现为眼部干涩、异物感等。

(六)治疗方法

1. 保守治疗：对于轻度倒睫，可以尝试通过按摩、粘贴胶布等方法暂时缓解症状。但需注意，这些方法并不能根治倒睫。

2. 拔除法：用睫毛镊拔除倒睫，适用于倒睫数量不多的情况。但拔除后睫毛可能再次生长，须定期处理，另外，拔除睫毛可能引起感染或毛囊炎等。

3. 电解法：通过电解破坏毛囊根部，使倒睫不再生长。适用于少数倒睫且毛囊位置明确的情况。但电解法可能引起疼痛、瘢痕等。

4. 冷冻法:利用低温冷冻技术破坏毛囊,使倒睫脱落。适用于倒睫数量较多且位置不明确的情况。但冷冻法可能引起疼痛、水肿等。

5. 激光治疗:通过激光照射破坏毛囊,达到治疗倒睫的目的。适用于各种类型的倒睫,尤其是伴有眼睑内翻的情况。但激光治疗可能引起疼痛、瘢痕等。

6. 手术矫正:对于严重的倒睫,尤其是伴有眼睑内翻的情况,可考虑通过手术进行矫正。手术方法包括睑内翻矫正术、眼轮匝肌缩短术等。

六、泪阜乳头状瘤

(一)定义

泪阜乳头状瘤(图3-6)是一种发生在泪阜组织的良性肿瘤,源于泪阜表面的鳞状上皮或结膜上皮。这种肿瘤通常呈现为乳头状、息肉状或绒毛状的增生物,质地柔软,表面光滑或略带颗粒感。

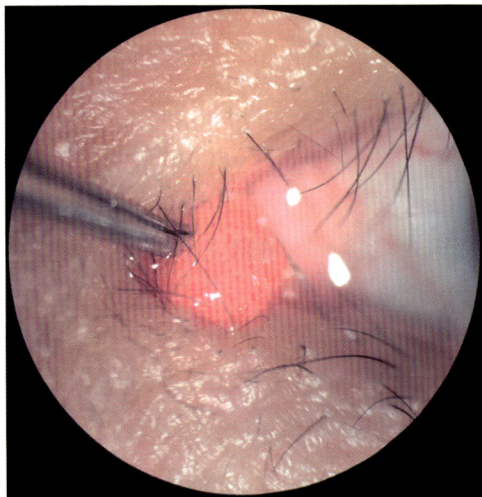

图3-6　泪阜乳头状瘤

(二)病因

泪阜乳头状瘤的确切病因尚不完全明确,但其发病可能与以下因素有关。

1. 人乳头瘤病毒(HPV)感染:某些类型的人乳头瘤病毒感染被认为是导致泪阜乳头状瘤发生的主要因素之一。

2. 慢性炎症刺激:长期的慢性泪阜炎症可能刺激泪阜上皮细胞增生,进而形成乳头状瘤。

3. 遗传因素:某些家族存在乳头状瘤家族史,提示遗传因素可能是泪阜乳头状瘤的病因。

(三)临床表现

1. 眼部异物感:由于肿瘤生长在泪阜部位,患者可能感到眼部有异物感。

2. 流泪、分泌物增多:受肿瘤刺激,可能导致流泪和泪阜分泌物增多。

3. 视力下降:如果肿瘤较大或位于角膜附近,可能会影响视力。

4. 眼部检查可见乳头状增生物:通过眼部检查可发现泪阜部位存在乳头状、息肉状或绒毛状的增生物。

(四)检查方法

1. 眼部检查:通过裂隙灯显微镜等设备进行眼部检查,观察泪阜部位的肿瘤形态、大小、位置等。

2. 组织病理学检查:通过手术切除或活检取得肿瘤组织样本,进行病理学检查以明确肿瘤性质。

(五)诊断流程

1. 询问病史:了解患者的症状、眼部不适的时间、家族史等。

2. 眼部检查:通过裂隙灯显微镜等设备观察泪阜部位的病变情况。

3. 组织病理学检查:通过手术切除或活检取得肿瘤组织样本,进行病理学检查以明确诊断和了解肿瘤性质。

4. 鉴别诊断:泪阜乳头状瘤应与以下疾病进行鉴别诊断。

(1)泪阜炎:炎症性病变,表现为泪阜红肿、疼痛等症状,无肿瘤性增生。

(2)泪阜囊肿:囊肿性病变,表现为泪阜部位的无痛性肿胀,内容物为液体。

(3)其他肿瘤性病变:如鳞状细胞癌、基底细胞癌等,需通过组织病理学检查进行鉴别。

(六)治疗方法

1. 手术切除:对于较大的肿瘤或疑似恶变的组织,可采用手术切除的方法。手术过程中需彻底切除肿瘤组织,并避免损伤周围正常组织。

2. 激光治疗:对于较小的肿瘤或不愿接受手术的患者,可选择激光治疗,通过高能激光束作用于肿瘤组织,使其坏死脱落。

七、黄色瘤

(一)定义

黄色瘤(图3-7)是一种脂质代谢障碍性疾病,通常指眼睑部位的黄色瘤,它是最为常见的皮肤黄色瘤,又称睑黄瘤。初起如米粒大,微微高出皮肤,边界不规则,甚至可布满整个眼睑。多见于中老年,女性多于男性,是一种良性病变,约一半的患者合并高脂血症。

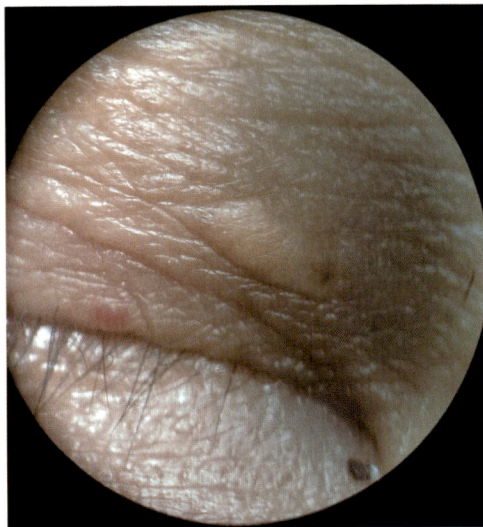

图3-7　黄色瘤

(二)病因

黄色瘤是由局部组织的单细胞皮脂腺较多且发达造成的,主要与脂质代谢异常或胆固醇增高有关。当血浆脂质(如胆固醇、磷脂、甘油三酯等)水平升高时,这些脂质可能沉积在皮肤或肌腱等处,形成黄色瘤。此外,遗传、年龄、糖尿病、肥胖等因素也可能与黄色瘤的发生有关。

(三)临床表现

黄色瘤的临床表现因类型和部位而异。眼睑黄色瘤通常表现为眼睑皮肤上呈橘黄色长方形或多角形的丘疹和斑块,质地柔软。好发于上眼睑和内眦周围,皮损为持久性、进行性、多发性,可相互融合,但通常不会恶变。

(四)检查方法

1. 血脂检测:检测血浆中的胆固醇、甘油三酯等脂质水平,有助于了解脂质代谢状况。

2. 组织病理学检查:通过手术切除部分黄色瘤组织,进行显微镜检查,可以明确诊断并了解病变性质。组织病理表现为真皮内有大量泡沫细胞呈群或结节状排列在胶原束间,可见 Touton 多核巨细胞,淋巴细胞、中性粒细胞、嗜酸性粒细胞少或无。

(五)诊断流程

1. 询问病史:了解患者是否有高脂血症、糖尿病、肥胖等相关疾病史。

2. 眼部检查:观察黄色瘤的位置、大小、形态等特征,并通过触诊了解质地和边界。

3. 实验室检查:进行血脂检测,了解脂质代谢状况、甲状腺功能、肝功能等。

4. 组织病理学检查:对于疑似黄色瘤的病变,可通过手术切除部分组织,进行显微镜检查以明确诊断。

5. 鉴别诊断:黄色瘤需要与以下疾病进行鉴别。

(1)皮肤纤维瘤:表现为皮肤有硬结,但无脂质沉积。

(2)皮肤癌:皮肤可能出现斑块或结节,需要通过组织病理学检查进行鉴别。

(3)其他类型的脂质沉积病:如家族性高胆固醇血症、家族性混合型高脂血症等,这些疾病也可能导致皮肤或肌腱处的脂质沉积。

(六)治疗方法

1. 调整饮食:建议患者低脂饮食,减少高胆固醇食物的摄入,以降低血浆脂质水平。

2. 药物治疗:对于伴有高脂血症的患者,可使用降脂药物(如他汀类药物)进行治疗。中医治疗方面,通过口服中成药,调节机体免疫功能,解决免疫力低下等问题,并可外敷祛疣中药散,以活血化瘀、软坚散结、清热解毒、软化疣体。

3. 其他方法:对于眼睑黄色瘤,可使用激光、冷冻、微波等物理治疗方法。根据病情,还可考虑使用化学剥脱治疗、局部药物注射治疗(肝素类药物或部分抗肿瘤药物)或手术切除病变组织。

八、眶脂体异常

(一)定义

眶脂体异常(图3-8)是指眶内脂肪萎缩或脱垂。眶脂体,又称眶内脂肪,是位于眼眶内的脂肪组织。这些脂肪组织在维持眼球的正常位置和形态、缓冲眼部冲击及提供营养等方面起着重要作用。

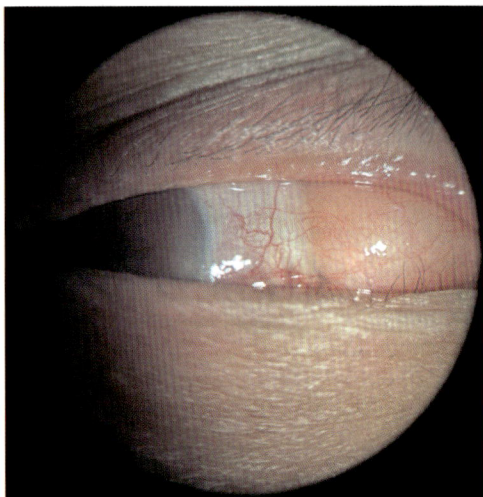

图3-8　眶脂体异常

(二)病因

眶脂体的异常通常与眶隔(包绕眼眶脂肪的薄膜)的弹性减弱或破裂有关。这可能是由年龄增长、遗传因素、眼部手术或眼部创伤等原因导致的。

(三)临床表现

1. 眶脂肪萎缩:指眼周脂肪组织减少或消失,导致眼球周围软组织塌陷,从而引起眼窝凹陷的现象。眶脂肪是眼眶内的重要填充物,外伤、手术、植入异物均可能导致其萎缩,从而影响眼眶的饱满程度。手术时应避免过度损伤眶脂肪。

2. 眶脂肪脱垂:随着年龄增加,眶隔会逐渐变薄萎缩,结构松弛。眶脂肪可由薄弱处脱入眼睑皮下或结膜下,可表现为:

(1)下睑眼袋:为下方眶隔变薄,眶脂肪脱出于下睑皮下所致。

(2)上睑内侧局限性眶脂肪脱垂:由上睑内侧眶隔萎缩变薄引起,形成上睑内侧皮下花生米样凸起。

(3)外眦结膜下眶脂肪脱垂:由外侧眶隔薄弱引起,多见于60岁以上的老年患者,类似于结膜肿瘤,临床上容易误诊。

(四)检查方法

1. 裂隙灯检查:通过裂隙灯显微镜观察下眼睑的形态和结构,判断眶脂体是否异常。

2. 超声检查:通过超声检查可以观察眶内脂肪组织的分布和状态,有助于诊断眶脂体异常。

3. MRI 或 CT 扫描:必要时,可以通过 MRI 或 CT 扫描获取更详细的眶内结构信息。

(五)诊断流程

1. 询问病史:了解患者的年龄、家族史、生活习惯及是否有眼部手术或创伤史等。

2. 眼部检查:通过裂隙灯观察下眼睑的形态和结构,判断眶脂体是否异常。

3. 影像学检查:如有需要,可以进行超声检查、MRI 或 CT 扫描等,以明确诊断。

4. 鉴别诊断:需要与以下疾病进行鉴别。

(1)眶隔松弛:眶隔松弛是眶隔的弹性减弱,导致眶内脂肪组织膨出。与眶脂体异常相似,但眶隔松弛主要涉及眶隔本身的问题。

(2)眼睑水肿:眼睑水肿可能是由眼部炎症、过敏反应等原因引起的,与眶脂体异常不同,水肿通常会在短时间内消退。

(六)治疗方法

1. 非手术治疗:对于轻度的眶脂体异常,可以通过调整生活习惯、使用眼霜等方法进行改善。此外,激光治疗、射频紧肤等方法也可以在一定程度上改善眶脂体异常。

2. 手术治疗:对于严重的眶脂体异常,通常需要手术治疗。手术方法包括经结膜入路眶隔脂肪切除术和经皮肤入路眶隔脂肪切除术等。通过手术去除多余的脂肪组织并加强眶隔的支撑力,从而达到改善眶脂体异常的效果。

第二节 结膜疾病

一、睑裂斑

(一)定义

睑裂斑(图3-9)是发生于睑裂区近角膜缘处球结膜的一种呈黄白色、无定形的结膜变性损害。多发生于鼻侧,颞侧也可发生,但较少见。

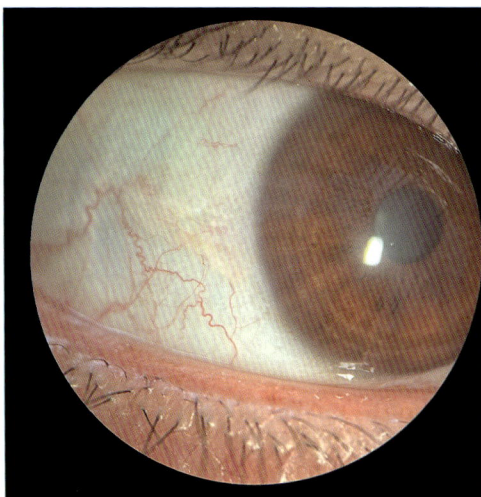

图3-9 睑裂斑

(二)病因

睑裂斑的确切病因尚不完全清楚,但普遍认为与以下因素有关。

1. 长期紫外线照射:紫外线是主要的外部刺激因素,可能导致结膜组织的变性。

2. 年龄:随着年龄的增长,结膜组织可能发生退行性改变。

3. 遗传:部分研究认为,睑裂斑的发生可能与遗传有关。

（三）临床表现

睑裂斑的典型表现为睑裂部近角膜缘处有三角形或椭圆形、隆起的灰黄色结节，基底朝向角膜缘，内无血管。病变通常静止不变，少数可缓慢生长，多无自觉症状。偶尔睑裂斑会充血，表面变粗糙，发生睑裂斑炎。

（四）检查方法

1. 裂隙灯检查：通过裂隙灯显微镜观察睑裂斑的形态、大小、颜色及与角膜的关系。

2. 组织病理学检查：对于疑似恶性转化的"睑裂斑"，可进行结膜活检以明确诊断。

（五）诊断流程

1. 询问病史：了解患者的症状、紫外线暴露史、家族史等。

2. 眼部检查：通过裂隙灯观察睑裂斑的形态、大小、颜色及与角膜的关系。

3. 鉴别诊断：排除其他可能的结膜病变，如翼状胬肉、结膜肿瘤等。

（1）翼状胬肉：翼状胬肉是一种常见的慢性炎症病变，临床表现与睑裂斑相似，但翼状胬肉会向角膜方向生长，而睑裂斑则不会。

（2）结膜肿瘤：部分结膜肿瘤形态可能与睑裂斑相似，但通常具有更快的生长速度和更明显的血管增生。

（六）治疗方法

1. 观察：对于无症状的睑裂斑，通常无须特殊治疗，定期观察即可。

2. 药物治疗：对于伴有炎症的睑裂斑，可使用抗生素滴眼液或糖皮质激素滴眼液进行治疗。

3. 手术治疗：对于影响美观的睑裂斑，可考虑手术切除。手术方式包括结膜切除术、结膜瓣覆盖术等。

二、翼状胬肉

（一）定义

翼状胬肉（图3-10）是一种结膜组织异常增生性疾病，表现为结膜组织向角膜方向生长，形状类似于昆虫的翅膀，因此得名翼状胬肉。

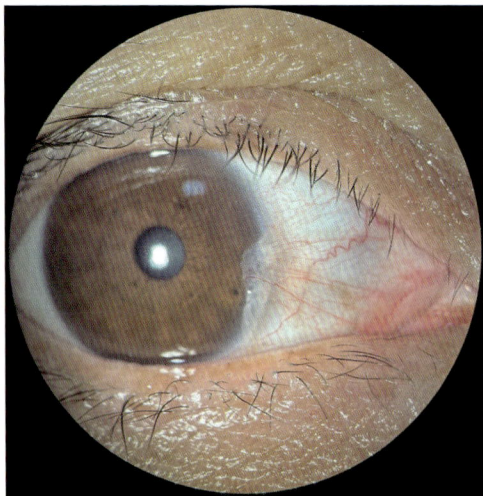

图3-10　翼状胬肉

(二)病因

1. 紫外线照射：紫外线可刺激结膜下组织增生，长期暴露在紫外线下是翼状胬肉的主要病因之一。

2. 眼部慢性炎症：如结膜炎、角膜炎等，可刺激结膜组织增生和变性。

3. 遗传：部分研究认为，翼状胬肉的发生可能与遗传有关。

4. 其他：灰尘、烟雾等环境因素，以及年龄、性别等因素也可能与翼状胬肉的发生有关。

(三)临床表现

1. 翼状胬肉通常位于睑裂区，可向角膜方向生长，形状类似于昆虫的翅膀。

2. 翼状胬肉表面可有充血、水肿等炎症表现。

3. 随着病情的发展，翼状胬肉可逐渐增大，甚至覆盖部分角膜，影响视力。

(四)检查方法

1. 裂隙灯检查：通过裂隙灯观察翼状胬肉的形态、大小、颜色及与角膜的关系。

2. 角膜地形图检查：可以评估角膜曲率和形态，有助于判断翼状胬肉对角膜的影响。

3. 组织病理学检查：对于疑似恶性转化的病例，可进行结膜活检以明确诊断。

(五)诊断流程

1. 询问病史:了解患者的症状、紫外线暴露史、慢性炎症史等。

2. 眼部检查:通过裂隙灯检查观察翼状胬肉的形态、大小、颜色及与角膜的关系。

3. 鉴别诊断:排除其他可能的结膜病变,如睑裂斑、结膜肿瘤等。

(1)睑裂斑:通常不充血,不向角膜方向生长。

(2)结膜肿瘤:部分结膜肿瘤形态可能与翼状胬肉相似,但通常具有更快的生长速度和更明显的血管增生。

(六)治疗方法

1. 观察:对于小而静止的翼状胬肉,无须特殊治疗,定期观察即可。

2. 药物治疗:对于伴有炎症的翼状胬肉,可使用抗生素滴眼液或糖皮质激素类滴眼液进行治疗。

3. 手术治疗:对于影响视力或美观的翼状胬肉,可考虑手术治疗。手术方式包括翼状胬肉切除术、结膜瓣覆盖术等。

4. 保持良好的眼部卫生习惯:避免长期暴露在紫外线下,有助于预防翼状胬肉的发生。

三、结膜下出血

(一)定义

结膜下出血(图3-11)是指结膜下的微血管破裂,导致血液流入结膜下组织间隙,形成局限性出血灶。这是一种常见的眼科疾病,多数情况下不会对视力造成严重影响,但可能会引起患者的不适和恐慌。

(二)病因

1. 外伤:眼部受到轻微的外力撞击或揉眼过度,可能导致结膜下血管破裂出血。

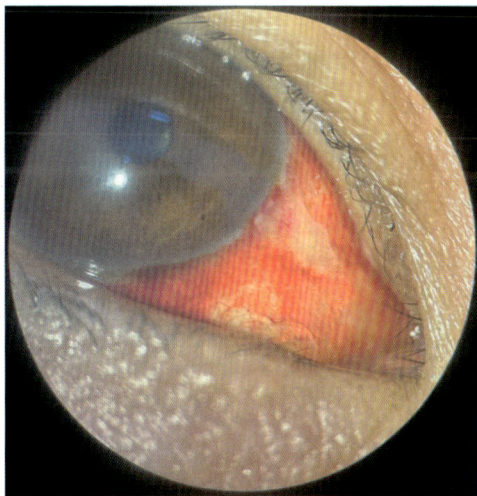

图3-11　结膜下出血

2. 高血压:持续的高血压状态可能导致眼部血管承受压力过大,从而增加血管破裂的风险。

3. 咳嗽、打喷嚏:剧烈的咳嗽或打喷嚏可能导致眼部血管内压力瞬间升高,引发结膜下出血。

4. 血液系统疾病:如血小板减少、凝血功能障碍等,可能导致眼部出血。

5. 药物作用:使用某些药物如抗凝药、抗血小板聚集药等,可能增加眼部出血的风险。

6. 其他疾病:结膜炎、动脉硬化、糖尿病等也可能引起结膜下出血。

(三)临床表现

1. 眼部异物感:患者通常无明显不适症状,可能表现为轻微的异物感。

2. 出血灶:在结膜下可见局限性鲜红色或暗红色的出血灶,大小不等,形状不规则。出血灶周围结膜可能出现轻度充血。

3. 视力影响:结膜下出血一般不会对视力造成明显影响。

4. 其他:根据病因不同,可能伴有眼部疼痛、畏光、流泪等症状。如为高血压引起的出血,还可能伴有头晕、头痛等全身症状。

(四)检查方法

1. 视力检查:了解患者的视力状况,排除其他可能影响视力的眼部疾病。

2. 裂隙灯检查:通过裂隙灯观察结膜下出血灶的形态、大小和位置,评估出血的严重程度。

3. 血压测量:对于疑似高血压引起的结膜下出血,应测量患者的血压以明确诊断。

4. 血液检查:如怀疑是血液系统疾病引起的出血,可进行血常规、凝血功能等相关血液检查。

(五)诊断流程

1. 询问病史:了解患者的发病时间、诱因、伴随症状等,有助于初步判断病因。

2. 眼部检查:通过视力检查、裂隙灯检查等评估患者的眼部状况,确定出血灶的位置和形态。

3. 实验室检查:进行血常规、凝血功能等辅助检查,以明确病因和评估全身状况。

4. 鉴别诊断:注意与其他可能引起相似症状的眼部疾病进行鉴别,确保诊断的准确性。

(1)结膜炎:通常表现为结膜充血、分泌物增多等症状,与结膜下出血的局限性出血灶有明显区别。

(2)角膜炎:主要表现为畏光、流泪、眼部疼痛等症状,病变位于角膜而非结膜下组织。

(3)巩膜炎:指巩膜的炎症性病变,常表现为眼部疼痛、视力下降等症状。

(4)前房积血:通常由眼部外伤引起,表现为前房内可见漂浮的血液细胞或血凝块,与结膜下出血的位置和形态不同。

(六)治疗方法

1. 一般治疗:对于轻度的结膜下出血,无须特殊治疗,可自行吸收。患者应避免揉眼、剧烈运动等可能加重出血的行为。

2. 冷敷与热敷:出血初期(24～48 h)可进行冷敷,有助于收缩血管、减少出血;出血后期可进行热敷,促进血液吸收和消散。

3. 药物治疗:对于其他疾病引起的结膜下出血,应根据具体情况进行相应的药物治疗。如出血较多或反复出血,可考虑使用止血药物。

4. 手术治疗:对于极少数反复大量出血无法吸收的患者,可行手术治疗。手术方法包括结膜下切开排血、电凝止血等。但手术治疗并非首选方法,应在充分评估患者病情和手术风险后谨慎选择。

5. 随访观察:对于已确诊的结膜下出血患者,应定期随访观察出血的吸收情况。如发现异常情况或病情加重,应及时就医处理。

四、结膜异物

(一)定义

结膜异物(图3-12)是指外界物体进入结膜囊内或附着于结膜表面,造成眼部刺激和潜在感染风险的眼病。结膜异物可根据异物的性质分为非金属异物、金属异物、植物性异物、化学性异物等。

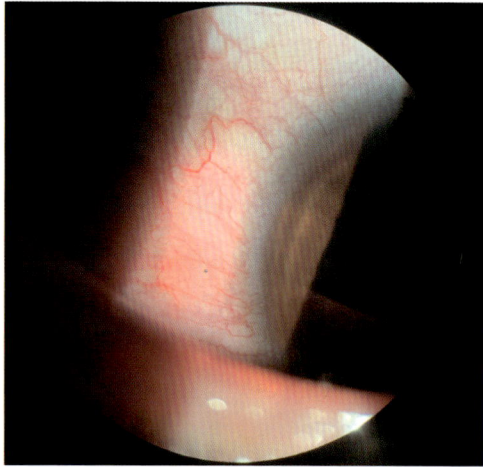

图 3-12　结膜异物

(二)病因

结膜异物的主要病因是外界物体进入结膜囊内或附着于结膜表面。这些异物可能来源于生活环境中的多种物质，如灰尘、沙粒、金属碎屑、植物枝叶、化学物质等，也可以是患者自身组织比如睫毛等。异物可以通过眼外伤、风吹、揉眼等途径进入结膜囊内。

(三)临床表现

1. 眼部异物感：患者自觉有异物摩擦眼球的感觉，常感眼部不适。如果引起角膜上皮损伤，则异物感更加明显。

2. 眼痛：异物刺激结膜可引起疼痛，尤其在眨眼或触摸眼球时更为明显。

3. 流泪：由于异物刺激和眼部不适，患者常出现流泪症状。

4. 结膜充血：异物刺激结膜血管，导致结膜充血，表现为眼部发红。

5. 眼睛分泌物增多：异物刺激结膜可引起炎症反应，导致眼睛分泌物增多。

(四)检查方法

1. 裂隙灯检查：使用裂隙灯观察结膜囊内和结膜表面的异物，以及结膜充血、眼睛分泌物等状况。

2. 荧光素染色：使用荧光素钠溶液对角膜进行染色，有助于发现微小的异物和角膜上皮损伤。

(五)诊断流程

1. 询问病史:详细了解患者的异物接触史,包括异物种类、接触时间、接触方式等。

2. 眼部检查:使用裂隙灯观察结膜囊内和结膜表面的异物,以及结膜充血、分泌物等状况。如有需要,可进行荧光素染色以发现微小的异物和角膜上皮损伤。

3. 鉴别诊断:结膜异物应与以下疾病进行鉴别诊断。

(1)结膜炎:结膜炎表现为结膜充血、眼睛分泌物增多等症状,与结膜异物相似,但结膜炎通常无明显的异物接触史。

(2)角膜异物:异物附着于角膜表面或嵌入角膜组织内,可引起明显的眼部疼痛和视力下降,需要通过裂隙灯检查进行鉴别。

(3)结膜结石:是结膜下组织内的钙化物,表现为结膜表面的黄白色颗粒状凸起,可通过裂隙灯检查与结膜异物进行鉴别。

(六)治疗方法

1. 取出异物:对于附着于结膜表面的异物,可表面麻醉后在裂隙灯下用无菌棉签或镊子轻轻取出。对于嵌入结膜组织内的异物,可能需要在手术显微镜下进行异物剔除。

2. 药物治疗:取出异物后,可使用抗生素滴眼液或眼膏预防感染,如妥布霉素滴眼液、左氧氟沙星眼膏等。同时,可使用非甾体抗炎药,如普拉洛芬滴眼液等,减轻眼部炎症反应。

3. 随访观察:治疗后需随访观察患者的眼部情况,确保异物完全取出并观察有无并发症发生。

五、结膜结石

(一)定义

结膜结石(图3-13)是指睑结膜上呈黄白色、质硬的小块状凸起物,实为结膜凝集物,多发生于有沙眼、慢性结膜炎等慢性眼病的患者,常见于成年人。

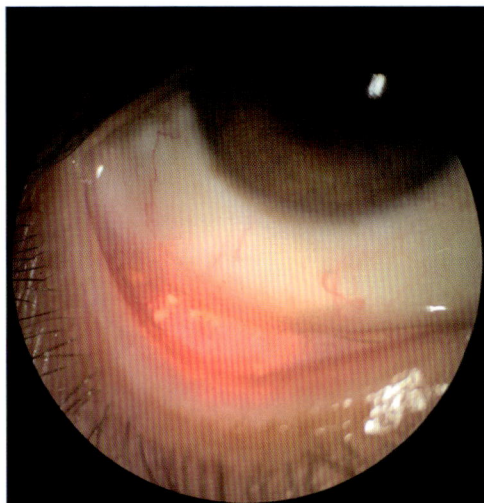

图 3-13　结膜结石

(二)病因

1. 外界环境刺激：如风沙、光线过强或昏暗、酗酒、化妆品、染发剂等刺激。

2. 视疲劳、眼部疾病：视疲劳、干眼症、长期的眼部炎症者可能引起结膜结石。

(三)临床表现

结膜结石多出现在上睑，睑结膜上有质硬的黄白色小点状凸起，状如碎米，可散成点状，也可密集成群。初起位置较深，结石埋伏在结膜下边，一般无自觉症状，后逐渐露出于结膜表面。只有在硬结突出于结膜表面时患者才有异物感，可能引起角膜擦伤。

(四)检查方法

1. 裂隙灯检查：可明确结膜结石的位置、大小、数量。

2. 眼部触诊：有助于判断结膜结石的硬度及与周围组织的粘连情况。

(五)诊断流程

1. 询问病史：了解患者是否有沙眼、慢性结膜炎等慢性眼病。

2. 眼部检查：通过裂隙灯观察结石的位置、大小、数量。

3. 鉴别诊断：结膜结石应与睑腺炎(麦粒肿)、霰粒肿等眼部疾病进行鉴别。睑腺炎和霰粒肿都有眼部肿物的症状，但睑腺炎通常伴有红、肿、热、痛等急性炎症表现,而霰粒肿则表现为无痛性、逐渐增大的肿块。

(六)治疗方法

1. 药物治疗:对于较小且无症状的结石,可以选择药物治疗,如使用抗生素滴眼液等预防感染。

2. 手术治疗:对于较大或已经露出结膜表面的结石,可表面麻醉后用尖刀或针头剔除。剔除后需使用抗生素滴眼液预防感染,患者应定期复查,以防止结石复发。

六、变应性结膜炎

(一)定义

变应性结膜炎(图3-14),又称过敏性结膜炎,是一种眼部过敏反应。这种过敏反应可能导致眼部炎症,表现出一系列的症状和体征。

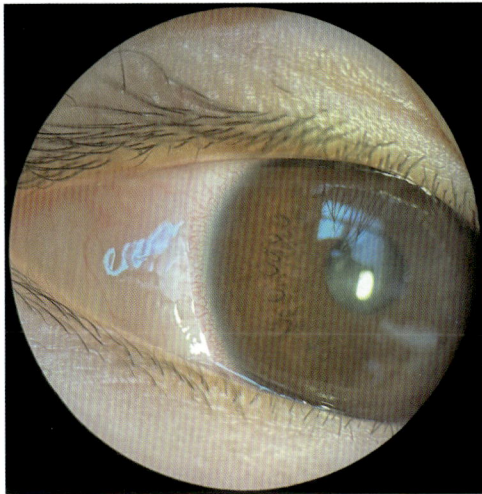

图3-14 变应性结膜炎

(二)病因

通常由眼部组织对某种过敏原产生超敏反应引起。变应性结膜炎的过敏原可以是多种多样的,包括但不限于花粉、尘螨、动物皮屑、化妆品、药物(如抗生素)、隐形眼镜及其护理液等。

(三)临床表现

患者可能出现眼部瘙痒、发红、肿胀、流泪、分泌物增多、畏光等症状。这些症状通常在接触过敏原后迅速出现,并可能持续数小时至数天。

眼部检查可能发现结膜充血、水肿、乳头增生、滤泡形成等体征。

(四)检查方法

1. 眼部检查:通过观察患者眼部的症状,如结膜充血、水肿、乳头增生等,可以初步判断是否为变应性结膜炎。

2. 过敏原检测:有时可能需要进行过敏原检测,以确定具体的过敏原。

(五)诊断流程

1. 询问病史:了解患者的症状、接触史、过敏史等。

2. 眼部检查:观察眼部的症状和体征。

3. 实验室检查:如过敏原检测等。

4. 鉴别诊断:变应性结膜炎需要与其他类型的结膜炎相鉴别,如感染性结膜炎(由细菌或病毒引起)等。根据患者的病史、症状和体征,以及必要的实验室检查,进行鉴别诊断。

(六)治疗方法

1. 避免与过敏原接触:尽可能避免与已知的过敏原接触,如减少外出、清洁室内环境、更换化妆品等。

2. 冷敷:冷敷可以减轻眼部肿胀和瘙痒。

3. 清洁眼睛:用生理盐水或温开水清洁眼睛,可以去除过敏原和分泌物。

4. 药物治疗:必要时,可使用以下药物进行治疗。

(1)抗组胺药:用于快速控制症状,如眼部瘙痒、发红等。抗组胺药物有依美斯汀滴眼液、左卡巴斯汀滴眼液等。

(2)抗过敏药:如肥大细胞稳定剂,药物有色甘酸钠滴眼液、吡嘧司特钾滴眼液,可用于预防症状发作。

(3)双效药物(抗组胺药联合肥大细胞稳定剂):如奥洛他定、氮卓斯汀滴眼液等,这类药物是治疗变应性结膜炎的首选药物。

(4)抗炎药:如非甾体抗炎药或糖皮质激素,可用于控制炎症。局部使用(普拉洛芬滴眼液)或局部短期使用糖皮质激素,如0.1%氟米龙滴眼液,每2 h滴1次,症状控制后迅速减少点眼频次。

（5）免疫抑制剂：环孢素、FK506滴眼液等。

七、细菌性结膜炎

（一）定义

细菌性结膜炎（图3-15）是一种由细菌感染引起的眼部炎症。按发病快慢可分为超急性（24 h内）、急性或亚急性（少于3周）、慢性（大于3周）细菌性结膜炎。按病情的严重情况可分为轻度、中度、重度细菌性结膜炎。

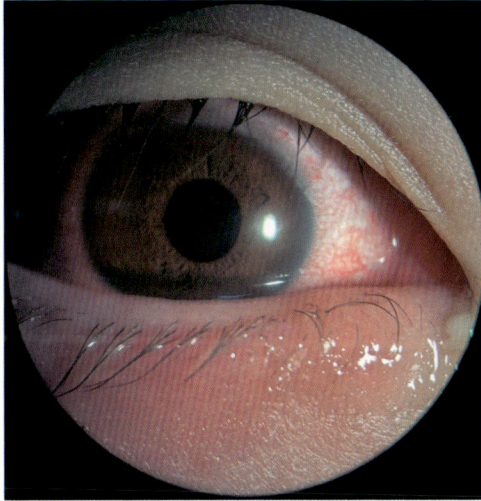

图3-15　细菌性结膜炎

（二）病因

1. 细菌感染：细菌性结膜炎，常见的致病菌包括金黄色葡萄球菌、肺炎链球菌、流感嗜血杆菌等。这些细菌可通过接触传播，如患者的手接触到带有细菌的物体后再触摸眼睛，或与他人共用毛巾、脸盆等个人物品时，都可能导致细菌感染。

2. 其他病因：免疫力低下、眼部卫生状况不良等因素也可能增加细菌性结膜炎的发病风险。

（三）临床表现

1. 眼部充血：患者眼部会有明显的充血现象，表现为眼球表面血管扩张、发红。

2. 眼部分泌物增多：患者眼部会分泌出黄色或绿色的脓性分泌物，尤其在早晨起床时,分泌物可能会粘住睫毛,导致睁眼困难。

3. 眼部痒或有异物感:患者可能会感到眼部痒或有异物感,为炎症刺激所致。

4. 视力下降:部分患者在炎症严重时可能会出现视力下降的症状。

5. 其他:患者还可能伴有流泪、畏光、眼部疼痛等不适症状。

(四)检查方法

1. 裂隙灯检查:通过裂隙灯观察患者眼部情况,可以清晰地看到结膜充血、水肿及眼部分泌物等病理改变。

2. 分泌物涂片检查:采集患者眼部分泌物进行涂片染色,在显微镜下观察细菌的形态和数量,有助于确定致病菌的种类。

3. 细菌培养及药敏试验:通过对采集的分泌物进行细菌培养,可以明确致病菌的种类。同时,药敏试验可以帮助选择敏感的抗生素进行治疗。

(五)诊断流程

1. 询问病史:详细询问患者的年龄和眼部症状,以及近期有无发热、感染等情况。

2. 眼部检查:进行裂隙灯检查,观察是否有结膜充血、眼部分泌物、角膜感染等症状。

3. 实验室检查:必要时可进行血常规检查和药敏试验。

4. 鉴别诊断:在诊断细菌性结膜炎时,需要注意与其他眼部疾病进行鉴别,以免误诊或漏诊。常见的需要鉴别的疾病有以下几种:

(1)病毒性结膜炎:病毒性结膜炎的症状与细菌性结膜炎相似,但通常由病毒感染引起。病毒性结膜炎患者的眼部分泌物多为水样或浆液性,且病程较长。

(2)过敏性结膜炎:过敏性结膜炎是由过敏原引起的结膜炎症,患者通常有过敏史。过敏性结膜炎患者的眼部分泌物较少,主要表现为眼部痒、有异物感等。

(3)沙眼:沙眼是由沙眼衣原体感染引起的一种慢性传染性眼病。沙眼患者的结膜表面可出现乳头增生和滤泡增生,严重时可导致角膜受损。

(六)治疗方法

1. 眼部清洁:定期清洁眼部,去除分泌物和细菌,有助于减轻炎症。患者可以使用生理盐水或无菌棉签进行眼部清洁。

2. 隔离治疗:由于细菌性结膜炎具有传染性,患者在治疗期间应进行隔离,避免与他人共用毛巾、脸盆等个人物品,以防止疾病传播。

3. 药物治疗：根据细菌培养及药敏试验结果，选择敏感的抗生素进行治疗。常用的抗生素包括妥布霉素、左氧氟沙星等。通过局部用药，直接作用于眼部炎症部位，有效杀灭细菌，缓解炎症。

患者在治疗期间应注意休息，避免揉眼、用眼过度，以促进眼部炎症的消退。同时，保持良好的生活习惯和饮食习惯，增强免疫力，有助于预防细菌性结膜炎的发生。

第三节 角膜疾病

一、角膜老年环

(一)定义

角膜老年环(图3-16)，又称老年角膜环、角膜老年变性环，是一种随着年龄增长而在角膜周边部出现的类脂质沉着的现象。这种沉着物通常呈现为白色或略带浅黄色的环形混浊，外观上环绕角膜缘部。

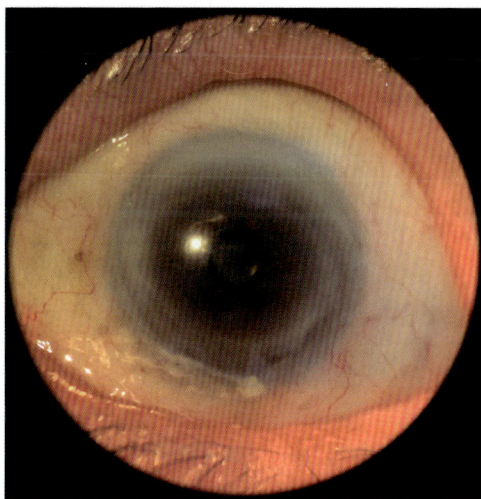

图3-16　角膜老年环

(二)病因

角膜老年环的确切病因尚不完全清楚,但通常与年龄、遗传等因素有关。

1. 年龄:50~60岁的老年人中,60%有老年环,超过80岁的老年人大多数有老年环。

2. 遗传:角膜老年环的发生可能与遗传因素有关。

(三)临床表现

1. 环形混浊:角膜老年环通常出现在双眼,起始于角膜上下方,逐渐发展为环形。环呈白色,通常约1 mm宽,外侧边界清楚,内侧边界模糊,与角膜缘之间有透明角膜带相隔。

2. 视力下降:患者一般无自觉症状,偶尔可能出现轻度的视力下降或视物模糊。

(四)检查方法

1. 裂隙灯检查:角膜老年环的主要诊断方法,通过观察角膜缘部的混浊程度和范围来确诊。

2. 血脂检查:有助于了解患者的血脂代谢情况,从而评估角膜老年环与血脂异常的关系。

(五)诊断流程

1. 询问病史:详细询问患者的年龄、家族史和眼部症状。

2. 眼部检查:进行裂隙灯检查,观察角膜缘部的混浊程度和范围。

3. 鉴别诊断:角膜老年环需要与角膜炎、角膜营养不良等疾病进行鉴别。角膜炎通常伴有眼部疼痛、充血等症状,角膜营养不良则可能导致角膜变薄、透明度降低等症状。

(六)治疗方法

目前对于角膜老年环尚无特效治疗方法。对于无明显症状的患者,一般不需要特殊治疗,定期观察即可。

二、角膜翳

(一)定义

角膜翳(图3-17),包括角膜云翳、角膜斑翳和角膜白斑,是角膜上的混浊经过炎症修复过程后形成的瘢痕。角膜翳的严重程度和范围取决于角膜受损的程度和治疗的有效性。

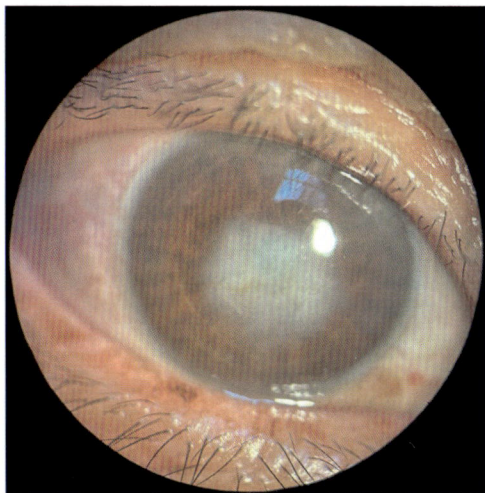

图 3-17 角膜翳

(二)病因

1. 角膜炎症:主要指感染性角膜炎,如细菌性角膜炎、真菌性角膜炎、病毒性角膜炎,这些疾病恢复后容易形成角膜翳。

2. 角膜外伤:角膜外伤在修复后,可能会导致角膜透明度下降,引起角膜翳。

3. 先天性或遗传性疾病:如角膜营养不良等。

4. 其他眼部疾病:如翼状胬肉术后等。

(三)临床表现

1. 视力下降:受角膜翳的影响,患者可能会出现视力下降。

2. 眼部疼痛:尤其在炎症期,患者可能会感到眼部疼痛。

3. 畏光、流泪:角膜受损后,患者可能对光线敏感,容易流泪。

4. 角膜混浊:通过裂隙灯检查,可以发现角膜上存在混浊或白斑。

(四)检查方法

1. 裂隙灯检查:通过观察角膜的透明度、颜色、形态等,可以初步判断角膜翳的存在和程度。

2. 角膜地形图检查:可以详细评估角膜曲率和形态,有助于判断角膜翳对角膜结构的影响情况。

3. 角膜共聚焦显微镜检查:可以更深入地观察角膜的微观结构和病变情况。

4. 角膜刮片检查:一般用于细菌培养及药敏试验,有助于确定病因和制订治疗方案。

(五)诊断流程

1. 询问病史:了解患者的眼部症状、外伤史、既往眼部疾病等。

2. 眼部检查:通过裂隙灯检查、角膜地形图检查、角膜共焦显微镜检查等,观察角膜的形态、透明度等。

3. 实验室检查:必要时可行角膜刮片等确定病因。

4. 鉴别诊断:排除其他可能的角膜病变。

(1)角膜水肿:是角膜暂时性的改变,通常与角膜炎症或眼内压升高有关,治疗后可以消退。

(2)其他角膜病变:如角膜营养不良、角膜炎症等,需要根据患者具体症状和检查结果进行鉴别。

(六)治疗方法

1. 药物治疗:根据病因,使用抗生素、抗病毒或抗真菌药物进行治疗。同时,使用抗炎药物减轻眼部炎症。

2. 手术治疗:对于严重的角膜翳或药物治疗无效的患者,可以考虑手术治疗,如角膜移植术等。

3. 辅助治疗:如佩戴隐形眼镜或角膜接触镜,以改善视力;使用人工泪液缓解眼部不适等。

三、角膜异物

(一)定义

角膜异物(图3-18)是指外界物体意外进入角膜表面或深层,造成角膜组织损伤,有潜在感染风险的眼部急症。

(二)病因

外界物体如铁屑、沙子、尘土等,不慎进入角膜内。

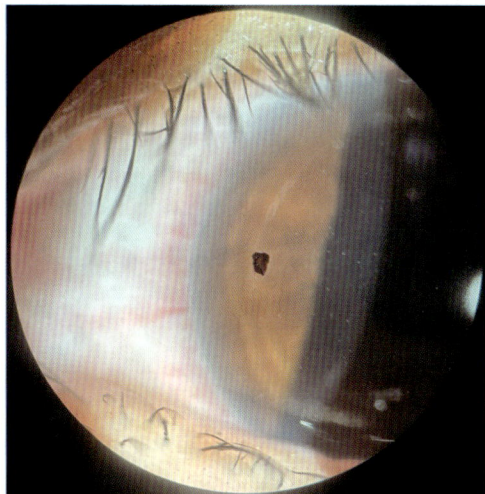

图 3-18　角膜异物

(三)临床表现

1. 眼部疼痛:受角膜异物刺激,眼部剧烈疼痛。

2. 流泪:异物刺激引起反射性流泪。

3. 异物感:患者自觉有异物在眼内。

4. 畏光:由于角膜受异物刺激,患者畏光明显。

5. 视力下降:异物遮挡或损伤角膜组织,导致视力下降。

6. 结膜充血:角膜异物可导致结膜充血。

(四)检查方法

1. 裂隙灯检查:通过裂隙灯观察角膜异物的位置、大小和性质。

2. 角膜荧光素染色检查:用荧光素钠溶液对角膜染色,观察角膜表面的损伤情况。

(五)诊断流程

1. 询问病史:了解患者是否有眼部外伤史,以及异物进入的可能。

2. 眼部检查:通过裂隙灯观察角膜情况,确定是否有异物存在。

3. 鉴别诊断:此病常需与以下疾病相鉴别。

(1)角膜炎:也可引起眼部疼痛、充血等症状,但无异物进入史。

(2)角膜溃疡:也可导致角膜损伤和疼痛,但通常伴有感染症状。

(六)治疗方法

1. 异物剔除:在裂隙灯下,使用无菌针头或异物针轻轻剔除角膜表面的异物。对于深层的异物,可能需要在手术显微镜下进行剔除。

2. 局部用药:剔除异物后,给予抗生素滴眼液或眼膏,以预防感染。同时,可使用促进角膜修复的滴眼液,如玻璃酸钠滴眼液等。

3. 全身用药:对于感染症状严重的患者,可全身应用抗生素。

4. 随访观察:患者治疗后需定期随访,观察角膜愈合情况,及时发现并处理可能出现的并发症。

四、角膜上皮损伤

(一)定义

角膜上皮损伤(图3-19)是角膜最外层的上皮细胞受到物理性、化学性或感染性损伤,导致角膜上皮功能与完整性被破坏,引起角膜上皮细胞层部分或全层缺失的病理状态。

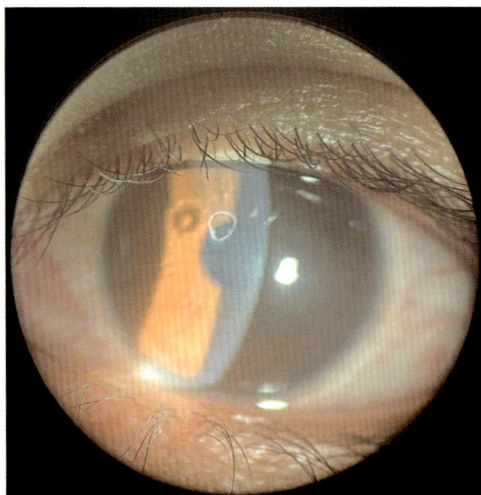

图3-19　角膜上皮损伤

(二)病因

1. 物理性损伤:如异物摩擦、佩戴不合适的隐形眼镜等。

2. 化学性损伤:如酸碱烧伤、药物刺激等。

3. 感染性损伤：由细菌、病毒或真菌等微生物引起的角膜炎。

4. 其他因素：如干眼症、暴露性角膜炎等。

(三)临床表现

1. 眼部疼痛：患者常感到眼部刺痛,有异物感。

2. 畏光与流泪：角膜上皮损伤后,患者常出现畏光症状,并流泪。

3. 视力下降：角膜中央区透明性受损,导致视力下降。

4. 结膜充血：可伴结膜出血。

5. 角膜上皮缺损：通过裂隙灯检查,可观察到角膜上皮缺损或剥脱。

(四)检查方法

1. 裂隙灯检查：观察角膜上皮的缺损范围、深度及周围炎症情况。

2. 角膜荧光素染色检查：用荧光素钠染色液对角膜进行染色,观察上皮损伤情况。

3. 角膜共聚焦显微镜检查：用于更详细地观察角膜上皮及基质层的病变情况。

(五)诊断流程

1. 询问病史：了解患者的眼部外伤史、佩戴隐形眼镜情况、近期眼部用药等。

2. 眼部检查：通过裂隙灯检查联合角膜荧光素染色检查,确认角膜上皮的缺损范围。

3. 鉴别诊断：排除其他眼病,如角膜炎、角膜溃疡等。

(1)角膜炎：虽然也有角膜上皮的损伤,但通常伴有明显的充血、水肿和眼部分泌物增多等症状。

(2)角膜溃疡：较深的角膜上皮损伤可能导致角膜溃疡,表现为角膜深层的缺损和炎症。

(六)治疗方法

1. 局部用药：使用抗生素滴眼液,预防或治疗继发性感染。使用促进角膜上皮修复的药物,如重组人表皮生长因子滴眼液等。

2. 佩戴眼镜：保护损伤部位,减少外界刺激,降低感染风险,同时避免揉眼,以免加重损伤。

3. 去除诱因：如更换合适的隐形眼镜、停用刺激性滴眼液等。

4. 佩戴角膜绷带镜：可减轻角膜刺激症状,加速角膜上皮的修复。

5. 手术治疗：对于严重或长时间不愈的角膜上皮损伤,可考虑手术治疗,如羊膜移植等。

五、丝状角膜炎

(一)定义

丝状角膜炎(图3-20)是一种特殊的角膜炎类型,主要表现为角膜表面出现由变性的上皮及黏液组成的丝状物。这种丝状物附着在角膜表面,可导致患者出现异物感、畏光、流泪等眼部不适症状。

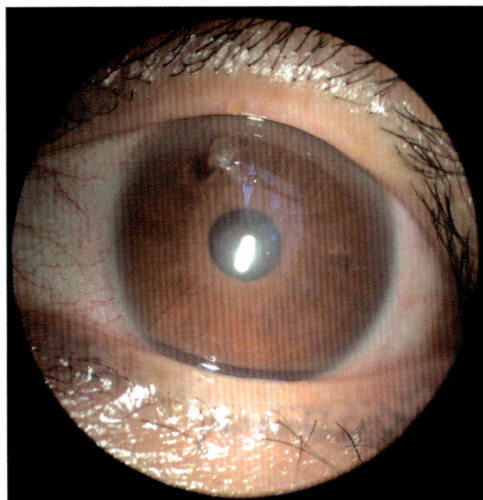

图3-20 丝状角膜炎

(二)病因

丝状角膜炎的病因较为复杂,主要包括以下几个方面。

1. 干眼症:干眼症是导致丝状角膜炎的常见原因之一。干眼症患者泪液分泌不足或泪液质量差,导致角膜表面湿润度降低,上皮细胞易变性、脱落,进而形成丝状物。

2. 眼表炎症:如结膜炎、睑缘炎等眼表炎症,可影响角膜上皮细胞的稳定性,导致上皮细胞变性和脱落,形成丝状物。

3. 药物刺激:长期使用某些滴眼液或眼用药物,如抗生素、抗病毒药物等,可能对角膜上皮细胞产生刺激,导致丝状角膜炎。

4. 其他:如佩戴角膜接触镜、眼部手术、眼部外伤等,也可能引起丝状角膜炎。

(三)临床表现

1. 眼部异物感:患者常感到眼内有异物,这是丝状物附着在角膜表面所致。

2. 畏光、流泪:丝状角膜炎患者可出现畏光、流泪等症状。

3. 视力下降:部分患者可出现视力下降。

4. 角膜丝状物:裂隙灯检查可见角膜表面有细丝状物附着,丝状物可呈白色或灰色,一端附着于角膜表面,另一端游离。

(四)检查方法

1. 裂隙灯检查:通过裂隙灯观察角膜表面,可发现丝状物的存在及其分布情况。

2. 角膜荧光素染色检查:使用荧光素钠溶液对角膜进行染色,可帮助发现角膜上皮的缺损和丝状物的附着情况。

3. 泪液分泌试验:通过测量泪液分泌量,评估干眼症的严重程度。

4. 泪膜破裂时间测定:通过测定泪膜破裂时间,了解泪膜的稳定性。

(五)诊断流程

1. 询问病史:详细询问患者的眼部症状、眼病史、用药史等。

2. 眼部检查:通过裂隙灯显微镜观察角膜表面,确认丝状物的存在及其分布情况。通过角膜荧光素染色检查,观察角膜上皮的缺损和丝状物的附着情况。

3. 鉴别诊断:丝状角膜炎应与以下疾病进行鉴别诊断。

(1)干眼症:干眼症患者也可出现角膜上皮缺损和异物感,但一般无明显的丝状物附着。

(2)角膜炎:角膜炎患者的角膜可出现充血、水肿、溃疡等病变,与丝状角膜炎的角膜表面丝状物附着有所不同。

(3)角膜营养不良:角膜营养不良的患者可出现角膜混浊、变薄等病变,与丝状角膜炎的角膜表面丝状物附着不同。

(六)治疗方法

1. 去除丝状物:在表面麻醉下,使用无菌棉签或湿棉签轻轻擦去角膜表面的丝状物。操作时应注意避免损伤角膜上皮。

2. 使用润滑剂:使用人工泪液或润眼液等润滑剂,保持眼表湿润,促进角膜上皮修复。

3. 治疗干眼症:对于干眼症患者,应积极治疗干眼症,如使用干眼症治疗药物、佩戴湿房镜等。

4.抗炎治疗:对于伴有眼部炎症的患者,可使用抗炎药物进行治疗。必要时可联合角膜绷带镜治疗。

5.手术治疗:对于严重的丝状角膜炎患者,可考虑手术治疗,手术方式包括准分子激光治疗性角膜切削术(PTK)、角膜移植等。

六、角膜内皮炎

(一)定义

角膜内皮炎(图3-21)是角膜内皮细胞发生炎症或损伤的一种疾病。角膜内皮细胞是角膜最内层的一层细胞,负责维持角膜的透明性和水分平衡。当这些细胞受到损伤或感染时,会导致角膜内皮炎。

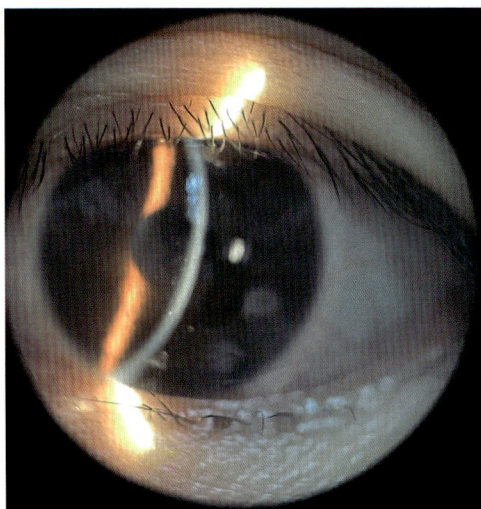

图3-21　角膜内皮炎

(二)病因

1.微生物感染:如真菌、细菌、病毒等微生物感染。

2.眼部炎症:如虹膜炎、葡萄膜炎等。

3.眼部手术:如白内障手术、角膜移植等手术后的并发症。

4.眼部损伤:如化学烧伤、热烧伤等。

5.全身性疾病:如糖尿病、风湿性疾病等。

(三)临床表现

1. 角膜水肿:角膜变得不透明,出现雾状外观。

2. 角膜内皮皱褶:角膜内皮细胞肿胀导致角膜内皮层出现皱褶。

3. 角膜混浊:角膜内皮受损后,角膜变得混浊。

4. 视力下降:由于角膜透明性降低,导致视力受损。

5. 眼部疼痛:部分患者可能出现眼部疼痛、畏光等症状。

(四)检查方法

1. 裂隙灯检查:通过裂隙灯显微镜观察角膜后沉着物及角膜内皮细胞的形态。

2. 角膜内皮针:检查可明确内皮细胞的数量、面积、变异系数及角膜厚度等参数,据此评价内皮细胞的功能。

3. 角膜共聚焦显微镜检查:能够更深入地观察角膜内皮细胞的结构和功能。

(五)诊断流程

1. 询问病史:了解患者的眼部病史、眼部手术史、全身性疾病史等。

2. 眼部检查:通过裂隙灯检查、角膜内皮针、角膜共聚焦显微镜检查明确角膜内皮情况。

3. 鉴别诊断:角膜内皮炎需要与以下疾病进行鉴别。

(1)角膜炎:角膜炎通常泛指角膜上皮和基质层的炎症,而角膜内皮炎主要影响内皮层。

(2)角膜营养不良:这是一种遗传性疾病,表现为角膜组织异常生长和退化,与角膜内皮炎的发病机制不同。

(3)其他眼部疾病:如青光眼、虹膜炎等,这些疾病虽然也可能影响角膜,但其主要病变部位和症状与角膜内皮炎有所不同。

(六)治疗方法

1. 药物治疗:根据病因选择合适的药物治疗,如抗生素滴眼液、抗病毒滴眼液、激素滴眼液等。

2. 手术治疗:对于严重的角膜内皮炎,如角膜内皮功能严重受损,可能需要进行角膜移植手术。

3. 辅助治疗:如使用保湿剂、润滑剂等,以减轻眼部不适和促进角膜恢复。

4. 原发病治疗:对于由全身性疾病引起的角膜内皮炎,需要积极治疗原发病。

七、单纯疱疹病毒性角膜炎

(一)定义

单纯疱疹病毒性角膜炎(图3-22)是由单纯疱疹病毒(HSV)感染引起的一种角膜炎症,是临床上常见的角膜病变之一。其特点为反复发作,多次发作后角膜混浊逐渐加重,常最终导致失明。

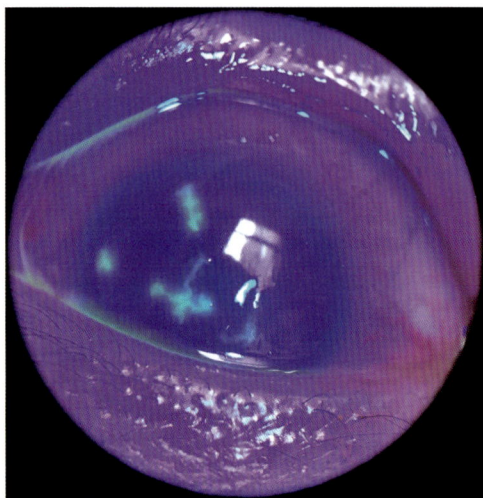

图3-22　单纯疱疹病毒性角膜炎

(二)病因

单纯疱疹病毒分为HSV-Ⅰ型和HSV-Ⅱ型,其中Ⅰ型主要引起腰部以上的皮肤病变和眼部感染,Ⅱ型主要引起腰部以下的皮肤病变和生殖器感染。单纯疱疹病毒性角膜炎主要由HSV-Ⅰ型引起,但也可由HSV-Ⅱ型引起。

1. HSV-Ⅰ型感染:主要通过直接接触病毒携带者或含有病毒的物品(如毛巾、手帕等)传播,也可通过飞沫传播。

2. HSV-Ⅱ型感染:主要通过性接触传播。

在机体抵抗力下降(如发热、感冒、劳累、情绪紧张等)或局部因素(如角膜外伤、眼部手术、长期使用免疫抑制剂等)影响下,HSV可被激活,引起复发性角膜炎。

(三)临床表现

1. 发病前患者常有感冒或发热史,或长期使用免疫抑制剂等用药史。

2. 眼痛、畏光、流泪、异物感等刺激症状明显,视力下降。

3. 眼睑痉挛及眼部充血。

4. 角膜上皮点状脱落,形成树枝状或地图状溃疡。

5. 此病反复发作后,角膜混浊逐渐加重,可出现盘状角膜炎、角膜葡萄肿等严重并发症。

(四)检查方法

1. 裂隙灯检查:可见角膜上皮点状脱落、树枝状或地图状溃疡形成等典型表现。

2. 角膜荧光素染色检查:如角膜上皮存在缺损或溃疡,会呈现嫩绿色的荧光。

3. 角膜刮片检查:通过刮取角膜溃疡边缘组织进行涂片检查,可发现HSV颗粒或包涵体。

4. 免疫学检查:通过检测血清中HSV抗体滴度变化,有助于诊断及判断预后。

5. 分子生物学检测:通过聚合酶链式反应(PCR技术)可快速检测出HSV的DNA,有助于早期诊断。

(五)诊断流程

1. 询问病史:了解患者有无感冒、发热等前驱症状,有无眼部外伤、手术等诱因,以及既往疾病发作情况。了解患者有无眼痛、畏光、流泪等刺激症状及视力下降情况。

2. 眼部检查:通过裂隙灯检查联合角膜荧光素染色检查,观察角膜病变的形态、范围及深度,注意有无前房积脓等并发症,观察角膜染色后的缺损部位。

3. 实验室检查:根据患者病情选择角膜刮片检查、免疫学检查及分子生物学检测等进行辅助诊断。

4. 鉴别诊断:需要与以下疾病进行鉴别诊断。

(1)细菌性角膜炎:起病急骤,症状较重,多有外伤史或佩戴角膜接触镜史。角膜溃疡形态多不规则,表面附着大量脓性分泌物,前房积脓常见,抗生素治疗有效。

(2)真菌性角膜炎:多有植物性外伤史或长期使用糖皮质激素用药史等,起病缓慢,刺激症状较轻,角膜溃疡形态多不规则,表面呈灰白色干燥隆起,前房积脓少见,抗真菌治疗有效。

(3)棘阿米巴角膜炎:多有佩戴角膜接触镜史或眼外伤史,起病缓慢,病程较长,刺激症状较轻,角膜溃疡形态多样,可呈环形或放射状,前房积脓少见,角膜组织活检及角膜共聚焦显微镜检查可发现阿米巴原虫。

(六)治疗方法

单纯疱疹病毒性角膜炎的治疗原则为抑制病毒复制,减轻炎症反应,促进角膜修复,防止并发症。具体治疗方法如下。

1. 抗病毒治疗:局部使用抗病毒滴眼液如阿昔洛韦、更昔洛韦等,也可口服或静脉注射抗病毒药物如阿昔洛韦、利巴韦林等。注意抗病毒药物的使用须遵医嘱,足量、足疗程使用,以防复发。

2. 抗炎治疗:局部使用糖皮质激素滴眼液如地塞米松等,可减轻炎症反应,非甾体抗炎药如普拉洛芬等也有助于减轻眼部刺激症状。但要注意糖皮质激素的使用时机和剂量,避免滥用导致病情恶化。

3. 促进角膜修复:可使用人工泪液、角膜营养药物如维生素 C、维生素 B 等促进角膜修复。对于严重角膜溃疡或穿孔的患者,可考虑行羊膜移植或角膜移植术。

4. 其他:积极治疗原发疾病,增强机体免疫力。避免揉眼、挤压等不当操作导致感染扩散。定期复查,及时发现并处理并发症如青光眼等。

八、角膜颗粒状营养不良

(一)定义

角膜颗粒状营养不良(图3-23)是一种双眼、对称性、慢性的角膜病变。其特点是角膜中央区域前弹力层下可见灰白色混浊颗粒,逐渐合成大小不等、界限清楚的圆形或不规则团块,形态各异,逐步向角膜实质深层发展。本病早期通常不影响视力,但随着病情的进展,可能会导致视力下降。

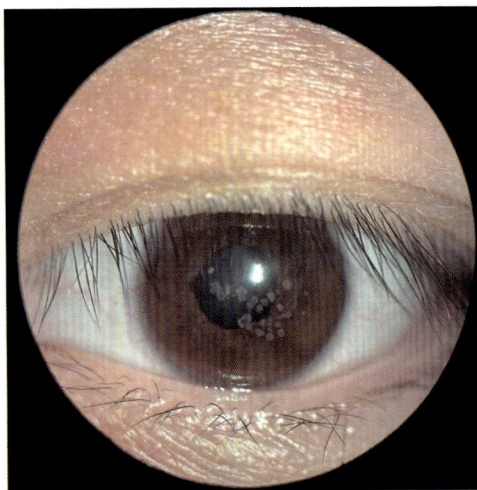

图3-23 角膜颗粒状营养不良

(二)病因

角膜颗粒状营养不良的确切病因尚未完全明了,目前多数学者认为是常染色体显性遗传。家族研究发现,这种病变通常在世代之间呈显性遗传,且通常存在多种与之相关的基因突变。这些基因突变影响了角膜组织中特定蛋白的正常合成或代谢,进而引发角膜前弹力层的颗粒状变性。

(三)临床表现

患者通常无明显症状,或仅有轻度的视力下降、畏光、流泪等刺激症状。这些症状通常在病变进展到一定程度后才出现。

检查可见角膜中央区域出现灰白色混浊颗粒,这些颗粒状物质大小不一,边界清晰,可单个或多个聚集存在。随着病情的进展,颗粒状物质可能逐渐增多、增大,并向角膜周边区域扩散。

(四)检查方法

1. 裂隙灯检查:是诊断角膜颗粒状营养不良的主要方法。通过裂隙灯显微镜,可以清晰地观察到角膜前弹力层的颗粒状混浊。

2. 组织病理学检查:对于疑似角膜颗粒状营养不良的病例,可以进行角膜活检,通过组织病理学检查进一步确诊。

3. 基因检测:对于家族性角膜颗粒状营养不良,可以进行基因检测,以明确是否存在特定的基因突变。

(五)诊断流程

1. 询问病史:包括家族史和眼部不适症状等。

2. 眼部检查:包括视力检查、裂隙灯检查等,观察角膜的混浊程度和颗粒状物质的分布情况。

3. 实验室检查:对于疑似病例,可以进行角膜活检和基因检测,以进一步明确诊断。

4. 鉴别诊断:需与以下疾病进行鉴别诊断。

(1)角膜炎:通常伴有明显的充血、水肿和眼部分泌物增多等症状,而角膜颗粒状营养不良则无明显的炎症表现。

(2)角膜瘢痕:通常是由角膜炎症或外伤后愈合形成的,其形态和分布与角膜颗粒状营养不良不同。

(3)其他类型的角膜变性:如角膜带状变性、角膜格子状变性等,虽然也可能出现角膜混浊,但其病变特点和进展速度与角膜颗粒状营养不良不同。

(六)治疗方法

1. 定期随诊:对于无明显症状且病变进展缓慢的患者,可定期随访观察病情变化。

2. 药物治疗:对于症状较轻的患者,可以尝试使用人工泪液等润滑剂,以缓解眼部刺激症状。

3. 手术治疗:对于病变严重、刺激症状明显或视力下降明显的患者,可以考虑手术治疗。手术方法包括角膜移植术、准分子激光的治疗性角膜切削术(PTK)等。但术后容易复发。

第四节 虹膜、瞳孔、青光眼、葡萄膜疾病

一、虹膜色素痣

(一)定义

虹膜色素痣(图3-24),又称虹膜痣,是一种来源于虹膜基质中的黑色素细胞的良性肿瘤。一般为单眼发病,多见于青少年。色素痣的大小、形状和色素含量均有差异。大多数虹膜色素痣比较稳定,无明显生长倾向。少数虹膜色素痣可发生恶性转化或伴发睫状体和脉络膜的黑色素瘤。

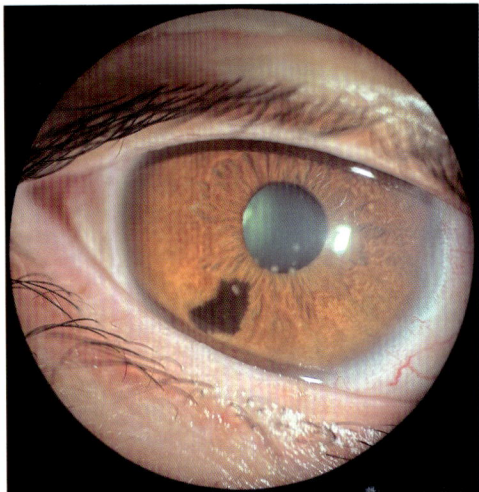

图3-24 虹膜色素痣

(二)病因

虹膜色素痣的确切病因尚不完全清楚,但多数研究认为其与遗传和先天性因素有关,可能是由虹膜基质中的黑色素细胞异常增生或聚集而形成的。

(三)临床表现

1. 位置与形态:虹膜痣可位于虹膜的任何部位,但多位于虹膜的前部,呈圆形、椭圆形或不规则形。

2. 颜色与大小:颜色可为黑色、棕黑色或棕红色,大小不等。

3. 症状:多数虹膜痣不会引起明显的症状,但少数患者可能出现视力下降、视野缺损或继发性青光眼、角膜水肿、虹膜异色、虹膜基质粗糙外露、虹膜多发结节、瞳孔变形、虹膜周边前粘连等。

(四)检查方法

1. 裂隙灯检查:通过裂隙灯显微镜观察虹膜痣的形态、颜色、大小和位置。

2. 超声检查:对于较大或位置较深的虹膜痣,可进行超声检查以了解其内部结构和与周围组织的关系。

3. CT 或 MRI 扫描:对于怀疑恶性转化的虹膜痣,可进行 CT 或 MRI 扫描以评估其侵犯范围和是否有远处转移。

(五)诊断流程

1. 询问病史:了解患者是否有遗传性疾病或先天性异常等。

2. 眼部检查:通过裂隙灯检查,观察虹膜痣的形态、颜色、大小和位置,初步判断其性质。

3. 影像学检查:根据需要进行超声检查、CT 或 MRI 扫描等辅助检查,以进一步明确诊断。

4. 组织病理学检查:对于疑似恶性转化的虹膜痣,可进行组织病理学检查以明确诊断。

5. 鉴别诊断:需要与以下疾病进行鉴别诊断。

(1)虹膜黑色素瘤:虽然虹膜痣和虹膜黑色素瘤都是来源于虹膜基质中的黑色素细胞,但虹膜黑色素瘤是恶性肿瘤,具有侵袭性和转移性。

(2)虹膜血管瘤:虹膜血管瘤是一种良性肿瘤,其颜色通常为红色或紫红色,与虹膜痣的颜色有所不同。

(六)治疗方法

1. 观察随访:对于无症状且生长缓慢的虹膜痣,可选择观察随访,定期复查以监测其变化情况。

2.手术治疗：对于生长迅速、疑似恶性转化或出现症状的虹膜痣，可考虑手术治疗。手术方法包括虹膜痣切除术、虹膜部分切除术等。

3.激光治疗：对于较小的虹膜痣，也可考虑激光治疗，通过激光能量破坏黑色素细胞，达到治疗目的。

需要注意的是，虹膜痣虽然多为良性肿瘤，但仍存在恶性转化的可能。因此，对于疑似虹膜痣的患者，应及时就医并进行详细的检查和治疗。

二、虹膜睫状体炎

(一)定义

虹膜睫状体炎（图3-25），又称前葡萄膜炎，是一种累及虹膜和睫状体的炎症性疾病。它可以是许多眼病或全身性疾病的眼部表现，也可能是独立的眼部疾病。

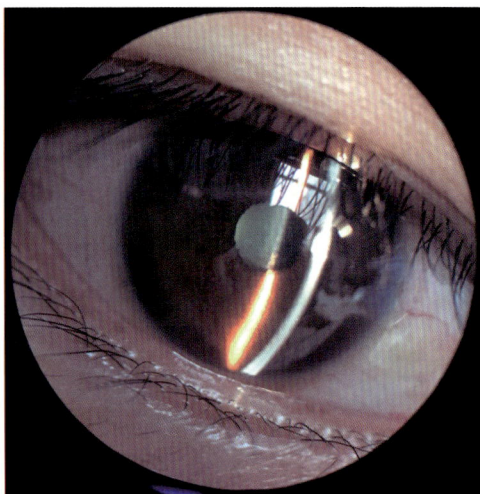

图3-25　虹膜睫状体炎

(二)病因

1.与风湿性疾病（如风湿性关节炎、强直性脊柱炎）、结核、梅毒、疱疹病毒感染等有关。

2.眼外伤、眼内手术等。

3.继发于其他眼部疾病，如角膜炎、巩膜炎等。

(三)临床表现

1. 眼痛:急性发作时,患者常感到眼痛。

2. 畏光、流泪:炎症刺激导致患者有畏光、流泪的表现。

3. 视力下降:炎症对晶状体产生损害,可能导致晶状体出现粘连,从而影响视力。

4. 睫状体充血或混合充血。

5. 虹膜改变:可能出现虹膜纹理不清、虹膜结节、虹膜后粘连等。

6. 瞳孔改变:瞳孔缩小、不规则。

7. 角膜后沉着物:房水肿炎性细胞及色素由于角膜后面和虹膜表面的温差,随着前房水对流的离心力和重力影响粘着在炎症后粗糙的角膜内皮上,即角膜后沉着物。沉着物多沉积在角膜中心偏下部,呈三角形状分布,尖端朝瞳孔区,大颗粒在下,小颗粒在上。

(四)检查方法

1. 裂隙灯检查:观察眼前节结构,包括结膜、角膜、虹膜、瞳孔等。

2. 眼科B超检查:检查眼后节情况。

3. 实验室检查:如血常规、血沉、抗O、类风湿因子、抗核抗体、人白细胞抗原B27(HLA-B27)检查等,有助于确定病因。

(五)诊断流程

1. 询问病史:了解患者的症状、既往病史、家族史等。

2. 眼部检查:通过裂隙灯等设备进行详细的眼部检查。

3. 实验室检查:根据需要进行相关的实验室检查。

4. 鉴别诊断:虹膜睫状体炎需要与角膜炎、巩膜炎、青光眼等眼部疾病进行鉴别。

(六)治疗方法

1. 药物治疗:使用阿托品、复方托吡卡胺等散瞳药,以防止虹膜后粘连。新鲜的虹膜后粘连不易拉开时,可于球结膜下注射散瞳合剂(1%阿托品、1%可卡因、0.1%肾上腺素等量混合)0.1~0.2 mL。使用糖皮质激素滴眼液或眼膏,如地塞米松、妥布霉素地塞米松等;使用非甾体抗炎药,如双氯芬酸钠、普拉洛芬等滴眼液,每天3~6次。

2. 热敷或短波疗法：扩张血管，促进血液循环，加强炎症吸收。

3. 并发症治疗：若出现并发症，如并发性白内障、继发性青光眼等，应进行对症处理治疗。

三、前房积血

(一)定义

前房积血(图3-26)是血液积聚在前房内的现象，通常源于虹膜血管、睫状体血管或外伤导致的血管破裂。

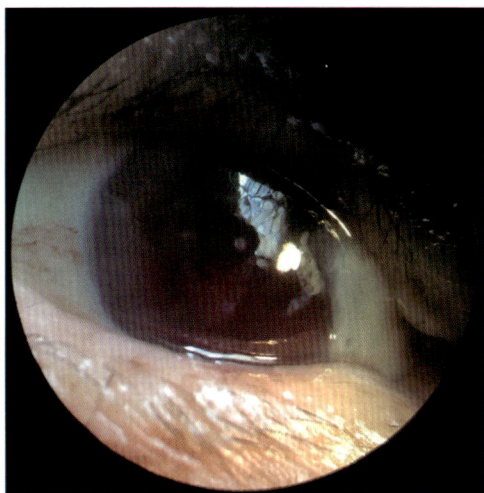

图3-26　前房积血

(二)病因

前房积血可能由眼部外伤(如挫伤、穿通伤等)、眼内手术、虹膜新生血管破裂，以及某些全身性疾病(如糖尿病、血液病等)引起。

(三)临床表现

患者可能出现眼痛、视力下降、畏光、流泪等症状。前房积血的量和速度决定了症状的严重程度。少量出血可能仅表现为房水中漂浮着红细胞；大量出血则可能表现为血液充满整个前房，易出现继发性青光眼，甚至角膜血染。

(四)检查方法

1. 视力检查:评估视力受损程度。

2. 裂隙灯检查:观察前房内出血情况及虹膜、角膜等情况。

3. 眼压检查:检查眼压是否升高。

4. 眼科B超检查:对于大量前房积血或伴有玻璃体出血的患者,眼科B超有助于评估眼内情况。

(五)诊断流程

1. 询问病史:了解患者是否有外伤史、手术史或全身性疾病史。

2. 眼部检查:进行视力检查、裂隙灯检查、眼压检查等。

3. 影像学检查:必要时进行眼科B超、CT等影像学检查以辅助诊断。

4. 鉴别诊断:需要与前房积脓、前房闪辉、假性前房积血(如虹膜异色症)等进行鉴别。这些疾病可能有相似的临床表现,但通过详细的病史询问、裂隙灯检查和其他眼科检查可以区分。

(六)治疗方法

1. 保守治疗:对于少量前房积血且眼压正常的患者,可以采取保守治疗,包括卧床休息、双眼包扎、应用止血药物等。若眼压升高,应使用降眼压药物控制眼压。使用糖皮质激素和非甾体抗炎药减轻炎症反应。出现虹膜刺激症状时,应及时散瞳。

2. 前房冲洗术:对于大量前房积血或保守治疗无效的患者,可能需要进行前房冲洗术以清除积血。

3. 激光治疗:对于反复出血或伴有虹膜新生血管的患者,可以考虑激光治疗,封闭异常血管。

4. 其他手术治疗方式:在某些情况下,如伴有晶状体脱位、玻璃体积血等,可考虑选择其他手术治疗方式。

四、瞳孔残膜

(一)定义

瞳孔残膜(图3-27),又称永存瞳孔膜,是一种先天性发育异常的疾病。瞳孔膜是胎儿时期连接晶状体和虹膜的膜状结构,通常在出生前后退化消失。如果退化不完全,则形成瞳孔残膜。

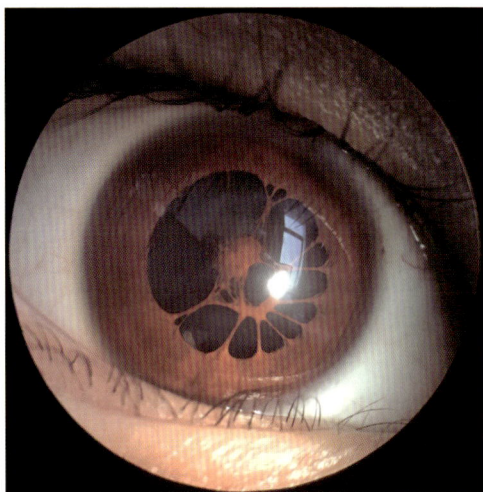

图 3-27 瞳孔残膜

(二)病因

瞳孔残膜的确切病因尚不完全清楚，但多数认为是先天发育异常所致，可能与遗传、环境因素或胚胎期某些异常事件有关。

(三)临床表现

瞳孔残膜的临床表现因残膜的大小和位置而异。较小的瞳孔残膜可能无明显症状，而较大的瞳孔残膜可能导致视力下降、畏光、散光、斜视等症状。检查时可发现瞳孔区有丝状物或膜状物，可能影响瞳孔的正常开放和闭合。

(四)检查方法

裂隙灯检查是诊断瞳孔残膜的重要方法，可以直接观察到瞳孔区的丝状物或膜状物。

(五)诊断流程

1. 询问病史：了解患者的出生情况和家族遗传史。

2. 眼部检查：裂隙灯检查，观察瞳孔区的膜状物及其大小、位置和透明度。

3. 鉴别诊断：瞳孔残膜需要与先天性白内障、角膜白斑、视网膜母细胞瘤等疾病相鉴别。这些疾病也可能导致视力下降和瞳孔区异常，但具有不同的临床表现和检查特征。

(六)治疗方法

1. 定期观察：对于较小的、无症状的瞳孔残膜，通常无须特殊治疗，定期观察即可。

2. 手术治疗：对于较大的、影响视力的瞳孔残膜，可以考虑手术治疗。手术方法包括激光切除或手术切除，具体选择取决于残膜的大小、位置和患者的具体情况。术后须使用抗生素滴眼液预防感染，并定期复查，确保残膜完全消退且视力稳定。

五、急性闭角型青光眼

(一)定义

急性闭角型青光眼(图 3-28)是一种常见的眼科急症，属于青光眼的一种类型。其特点是房角关闭导致眼压急剧升高，伴有相应症状和眼前节组织改变。

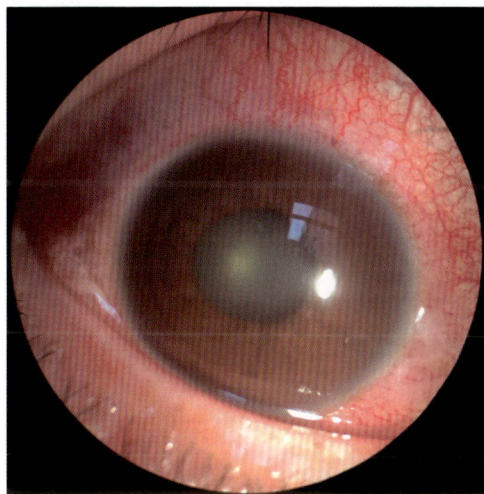

图 3-28　急性闭角型青光眼

(二)病因

1. 眼部结构异常：如眼轴短、晶状体厚、前房浅、房角窄等，容易引发急性闭角型青光眼。

2. 年龄与性别因素：急性闭角型青光眼多见于 40 岁以上的中老年人，女性发病率高于男性。

3. 遗传因素：有家族史的人群中，急性闭角型青光眼的发病率较高。

4.其他因素:情绪激动、过度劳累、气候骤变、长时间用眼等,都可能成为急性闭角型青光眼的发病诱因。

(三)临床表现

1.眼部疼痛:眼球剧烈疼痛,可伴有头痛、恶心、呕吐等症状,易误诊为急性胃肠炎或颅脑疾患。

2.视力下降:视力急剧下降,仅眼前指数,光感或无光感。

3.眼部充血:混合充血明显,可伴有角膜水肿。

4.瞳孔散大:瞳孔散大且对光反射减弱或消失。

5.前房浅:裂隙灯检查可见前房深度明显变浅。

6.眼压升高:患者眼压明显升高,多在50 mmHg以上,甚至可达80 mmHg或更高。

(四)检查方法

1.视力检查:评估患者的视力状况。

2.裂隙灯检查:观察眼前节结构,包括角膜、结膜、前房、虹膜等。

3.眼压检查:通过眼压计测量眼压,以了解眼压水平。

4.眼底检查:观察眼底视盘、视网膜等结构,以排除其他眼部疾病。因角膜上皮水肿,常须滴甘油,使角膜暂时清亮后才能看清眼底。可见视盘充血,有动脉搏动,视网膜静脉扩张,偶见少许视网膜出血。

5.房角镜检查:直接观察房角结构,了解房角关闭情况。

6.视野检查:可以评估视神经损害情况。

(五)诊断流程

1.询问病史:了解患者的年龄、性别、家族史、眼部症状等。

2.眼部检查:包括视力检查、裂隙灯检查、眼压检查、眼底检查等,以评估眼部结构和功能。通过房角镜检查、视野检查等,以进一步了解房角和视神经情况。

3.鉴别诊断:应与以下疾病进行鉴别诊断。

(1)角膜炎:角膜炎也可出现眼部疼痛、充血等症状,但通常不伴有眼压升高和视力急剧下降。

(2)虹膜炎:虹膜炎也可出现眼部疼痛、充血和瞳孔改变等症状,但通常不伴有眼压升高,患者瞳孔是缩小的。

(3)继发性青光眼:继发性青光眼多继发于其他眼部疾病,如眼内炎、葡萄膜炎等,需要根据患者病史和检查结果进行鉴别。

(六)治疗方法

1. 药物治疗:使用降眼压药物(如毛果芸香碱、β受体阻滞剂、碳酸酐酶抑制剂等)迅速降低眼压,以减轻眼部症状和防止视力进一步损害;使用糖皮质激素或非甾体抗炎药等,以减轻眼部炎症反应;也可通过口服乙酰唑胺,静脉滴注甘露醇等方式降低眼压。

2. 手术治疗:对于房角部分关闭的患者,可采用激光虹膜周切术打开房角,促进房水循环。对于房角全部关闭、眼压难以控制的患者,可考虑进行抗青光眼手术(如小梁切除术、引流阀植入术等),以建立新的房水引流通道,降低眼压。

3. 其他:建议患者避免过度劳累、情绪激动等诱发因素,保持情绪稳定,注意休息。患者应定期复查,以监测眼压和眼部情况,及时发现并处理病情变化。

六、新生血管性青光眼

(一)定义

新生血管性青光眼(图3-29)是一种继发性青光眼,这种病症通常继发于视网膜缺血性疾病。新生血管性青光眼是眼科临床较为棘手的眼病之一,其在青光眼患者中的发病率为5%~10%。

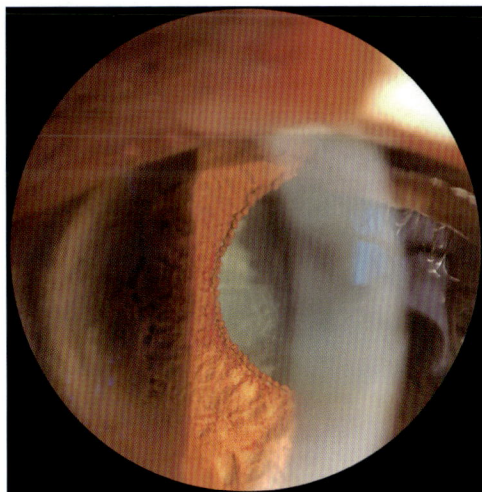

图3-29 新生血管性青光眼

（二）病因

1. 视网膜缺血性疾病：如中央视网膜静脉阻塞、糖尿病视网膜病变等，这些疾病会导致视网膜缺血、缺氧，进而刺激虹膜和房角新生血管的形成。

2. 眼部炎症：如葡萄膜炎、虹膜炎等炎症性疾病，可能导致视网膜缺血和虹膜新生血管的形成。

3. 眼部手术或创伤：如白内障手术、玻璃体视网膜手术等，可能导致视网膜缺血和虹膜新生血管的形成。

4. 其他眼部疾病：如视网膜中央动脉阻塞、眼内肿瘤（如恶性黑色素瘤和视网膜母细胞瘤）等，也可能导致视网膜缺血和虹膜新生血管的形成。

（三）临床表现

1. 眼压升高：虹膜和房角新生血管的形成，导致房水流出受阻，从而引起眼压升高。患者可能出现眼部疼痛、充血、视力下降等症状。

2. 虹膜新生血管：最初可见瞳孔缘有细小的新生血管芽，随着病程进展，新生血管从瞳孔周围延伸至虹膜表面。通过裂隙灯检查，可发现虹膜表面有新生血管形成，这些血管通常呈红色或紫红色，形态不规则。

3. 房角粘连：由于新生血管的形成，可能导致房角粘连，进一步加重眼压升高。

4. 角膜水肿：长期眼压升高可能导致角膜水肿，表现为角膜透明度降低、视力下降等。

5. 视野缺损：由于视网膜缺血性疾病的存在，患者可能出现视野缺损的症状。

（四）检查方法

1. 视力检查：评估患者的视力状况，了解视力受损程度。

2. 裂隙灯检查和房角镜检查：观察虹膜和房角的新生血管情况，了解房角粘连的程度。

3. 眼压检查：通过眼压计测量眼压，了解眼压升高的程度。

4. 眼底检查：观察眼底视网膜的情况，了解是否存在视网膜缺血性疾病。

5. 荧光素眼底血管造影：通过荧光素眼底血管造影，可以更加清晰地观察视网膜和虹膜的新生血管情况，有助于诊断和指导治疗。

（五）诊断流程

1. 询问病史：了解患者的眼部疾病史、手术史及全身性疾病史，有助于确定新生血管性青光眼的病因。

2. 眼部检查：包括视力检查、裂隙灯检查、房角镜检查、眼压检查和眼底检查等，以评估眼部结构和功能。进行荧光素眼底血管造影等，进一步了解视网膜和虹膜的新生血管情况。

3. 鉴别诊断：需要与以下疾病进行鉴别诊断。

（1）原发性开角型青光眼：原发性开角型青光眼是一种慢性进行性眼病，其主要特点是眼压升高而房角开放。与新生血管性青光眼相比，原发性开角型青光眼通常没有虹膜和房角的新生血管形成。

（2）继发性青光眼：继发性青光眼是由眼部其他疾病或眼部手术引起的青光眼。虽然继发性青光眼也可能出现虹膜和房角的新生血管，但其病因和临床表现与新生血管性青光眼有所不同。

（3）炎症相关性青光眼：常见为继发于虹膜睫状体炎的青光眼。该类型的青光眼通常伴有明显的眼部炎症症状，如瞳孔缩小、前房渗出、角膜后沉着物等，皮质类固醇治疗有效。

（六）治疗方法

1. 药物治疗：使用β受体阻滞剂、碳酸酐酶抑制剂、甘露醇等降眼压药物，以控制眼压升高，减轻眼部症状。使用糖皮质激素或非甾体抗炎药等，以减轻眼部炎症反应。玻璃体腔注射血管内皮生长因子（VEGF），可抑制新生血管的形成和发展，甚至消退新生血管。

2. 手术治疗：对于抗青光眼手术，以青光眼引流阀植入术为首选，通过建立新的房水引流通道，降低眼压。针对视网膜缺血性疾病，可选择视网膜激光光凝术、视网膜脱离复位术等，以恢复视网膜血液供应和功能。另外，通过视网膜激光光凝治疗，可以改善视网膜缺血缺氧情况，消退新生血管。

七、青光眼睫状体炎综合征

（一）定义

青光眼睫状体炎综合征（图3-30），是一种特殊类型的青光眼，其特点为单侧、反复发作、对视力影响较小、眼压中等升高、房角开放、可见角膜后沉着物（多为羊脂状）。这种综合征常见于中青年人，且男性发病率略高于女性。在疾病发作期间，患者可能出现视物模糊、虹视、眼红、眼部疼痛等症状。

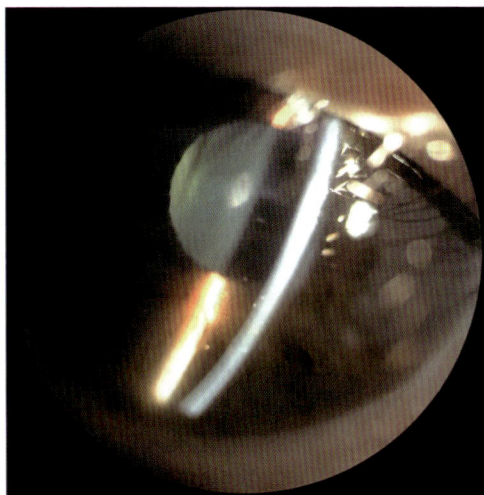

图 3-30　青光眼睫状体炎综合征

(二)病因

青光眼睫状体炎综合征的病因尚未完全明确,但多数研究认为可能与以下几种因素有关。

1. 自身免疫反应:一些研究表明,该综合征可能与自身免疫反应有关。患者体内可能存在针对眼部组织的自身抗体,导致眼部组织的炎症和损伤。

2. 病原体感染:某些病毒或细菌感染可能触发青光眼睫状体炎综合征的发作。例如,单纯疱疹病毒和巨细胞病毒等病毒感染被认为与该综合征的发病有关。

3. 解剖结构异常:前房角的解剖结构异常也可能导致青光眼睫状体炎综合征的发生。前房角狭窄或房水流出受阻可能导致眼压升高和炎症反应。

(三)临床表现

青光眼睫状体炎综合征的临床表现多样,主要包括以下几个方面。

1. 眼压升高:患者通常在疾病发作时眼压明显升高,可伴有眼部胀痛、头痛等症状。眼压升高的程度和持续时间因个体差异而异。

2. 视力下降:由于眼压升高和炎症反应,患者可能出现视力轻度下降。视力下降的程度取决于眼压升高的程度和持续时间。

3. 眼前段炎症:一般炎症反应轻微,可表现为局部轻度充血,眼压较高时可出现角膜水肿,多见粗大的羊脂状角膜后沉着物,也可见细小的灰白色角膜后沉着物。

4. 常见房角开放,无粘连,亦无瞳孔后粘连。

(四)检查方法

1. 眼压检查:通过眼压计测量患者的眼压值,以了解眼压升高的程度和持续时间。

2. 裂隙灯检查:使用裂隙灯观察患者的眼前节结构,包括角膜、结膜、前房、虹膜和晶状体等,可发现炎症和房水闪辉等体征。

3. 眼底检查:通过眼底镜或眼底照相机观察患者的眼底情况,以了解是否存在视盘水肿、视网膜脱离等眼底病变。

4. 超声检查:对于疑似存在房角粘连或闭锁的患者,可进行眼部超声检查以明确诊断。

5. 实验室检查:包括血常规、血沉、C反应蛋白等炎症指标的检查,以及免疫学检查如抗核抗体、人白细胞抗原B27(HLA-B27)、抗中性粒细胞胞质抗体等,以了解患者的免疫状态和是否存在感染等情况。

(五)诊断流程

1. 询问病史:了解患者的症状、发病时间和既往眼部疾病史等,以确定是否存在青光眼睫状体炎综合征的典型表现。

2. 眼部检查:通过眼压检查、裂隙灯检查、眼底检查等,寻找青光眼睫状体炎综合征的典型体征,如眼压升高、角膜后沉着物。

3. 实验室检查:进行血常规、血沉、C反应蛋白等炎症指标的检查及免疫学检查,以排除其他可能的病因。

4. 鉴别诊断:在诊断青光眼睫状体炎综合征时,需要与以下几种常见的眼部疾病进行鉴别诊断。

(1)原发性开角型青光眼:原发性开角型青光眼也可表现为眼压升高和视力下降,但通常无明显的眼部充血和角膜后沉着物。此外,原发性开角型青光眼的房角通常保持开放状态。

(2)虹膜睫状体炎:两者都可出现视力模糊和角膜后沉着物,但虹膜睫状体炎往往症状更严重,可出现瞳孔粘连,甚至瞳孔闭锁。

(六)治疗方法

1. 药物治疗:在疾病发作期间,患者可以使用糖皮质激素滴眼液,如妥布霉素地塞米松滴眼液等，以缓解眼压升高和其他炎症症状。但需注意，当眼压恢复正常时，应停止使用糖皮质激素滴眼液，以避免可能的不良反应。使用非甾体抗炎药如吲哚美辛等，用于抗炎治疗；也可以给予非甾体抗炎药滴眼剂，如普拉洛芬滴眼液点眼治疗，使用时需闭眼以让药物充分吸收。可选用β受体阻滞剂、碳酸酐酶抑制剂等药物来降眼压。

2. 手术治疗：对于青光眼睫状体炎综合征，手术治疗通常不是首选，因为手术不能阻止该病的复发。然而，在某些特殊情况下，如当原发性或继发性开角型青光眼合并存在，且视功能和视神经受到明显威胁时，可考虑进行手术治疗。常用手术方式为小梁切除术，通过改变房水流出途径来降低眼压。

八、色素播散综合征

(一)定义

色素播散综合征(PDS)是由中周部虹膜后凹，与晶状体悬韧带接触、摩擦，导致虹膜后表面色素上皮层大量色素颗粒脱落并沉积在眼前节所表现出的一组综合征（图3-31）。最早于1949年由Sugar和Babour在2例白种人中发现并报道。1979年Campbell提出，晶状体悬韧带与虹膜后表面色素上皮层相互摩擦并导致色素颗粒播散是色素性青光眼发生的病理基础。

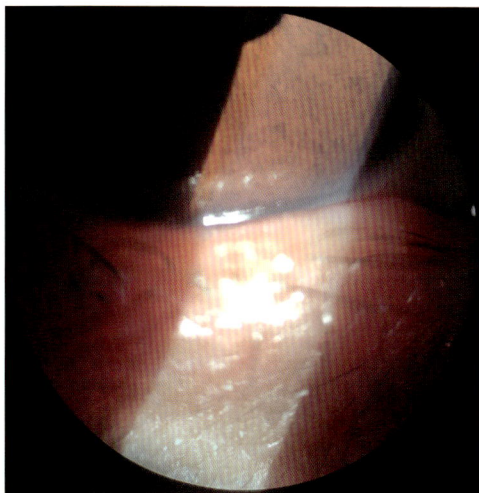

图3-31　色素播散综合征

(二)病因

有学者认为,色素播散综合征患者的前后房之间存在压力梯度,前房压力高于后房压力,使虹膜与晶状体相贴,引起反向性瞳孔阻滞,从而出现虹膜向后凹陷,与悬韧带相贴,因瞳孔大小变化,虹膜摩擦悬韧带引起色素颗粒脱落。

也有学者认为,当眼球调节时,晶状体前表面向前移动,与虹膜接触形成活瓣,阻止房水流向后房,前房内压力升高。由于反向瞳孔阻滞,使虹膜向后凹陷并与悬韧带相贴摩擦,致色素颗粒脱落。

脱落的色素颗粒主要沉积于小梁网、角膜后、虹膜前表面、房角、晶状体悬韧带、晶状体后表面。色素颗粒在小梁网中沉积,使房水循环受阻,引起眼压升高及相应改变。

(三)临床表现

色素播散综合征主要的临床表现为色素播散三联征,即角膜后垂直梭形色素颗粒沉积(Krukenberg梭)、小梁网均匀一致性色素沉积及中周部轮辐状虹膜透照缺损。

由于我国人种虹膜厚,而且各层次结构中均存在大量的色素颗粒,即使在后表面色素上皮层缺损的情况下,虹膜基质和前界膜内的色素颗粒也可以有效阻拦光线穿透,因此很难查出虹膜透照缺损现象。当患者眼部出现小梁网均匀一致性色素颗粒沉积、晶状体悬韧带色素颗粒沉积、玻璃体前界膜韧带附着部位色素颗粒沉积及角膜后垂直梭形色素颗粒沉积中的两项时即可作出诊断。由色素播散综合征引起的继发性青光眼称为色素性青光眼。

(四)检查方法

1. 眼压检查:通过眼压计测量眼压,观察患者有无眼压升高。

2. 裂隙灯检查和房角镜检查:使用裂隙灯观察患者的眼部情况,即有无虹膜色素颗粒沉积、小梁网改变等病理特征。

3. 超声生物显微镜(UBM)检查:检查虹膜有无向后凹陷、与晶状体表面及悬韧带广泛接触等情况。

(五)诊断流程

1. 询问病史:了解患者的症状、发病时间和既往眼部疾病史等。

2. 眼部检查:通过眼压检查、裂隙灯检查、房角镜检查、UBM检查等,观察患者的眼压情况和眼部有无色素颗粒等。

3. 鉴别诊断：需要与以下疾病进行鉴别诊断。

（1）剥脱性青光眼：表现为房角窄且小梁网有黑色素沉着，欠均匀，下方明显；可存在虹膜透照缺损，多位于瞳孔缘，但通常不明显。

（2）虹膜黑色素瘤：表现为前房角色素沉着，伴有虹膜色素性隆起，或虹膜弥漫性变黑，无虹膜透照性缺损。

（3）眼部放疗：患者有放疗史，睫状体突萎缩、脱色素、房水流出道色素沉着增加。

（六）治疗方法

减少色素颗粒的进一步释放、清除沉积在小梁网上的色素颗粒无疑是治疗此病的重要方法。

1. 药物治疗：碳酸酐酶抑制剂、β受体阻滞剂、α受体激动剂及前列腺素衍生剂对色素性青光眼均有效。缩瞳剂可使虹膜张力增加，使后凹的虹膜表面平复并离开晶状体悬韧带。但色素性青光眼患者大多合并近视，中度以上近视患者强力缩瞳可能导致视网膜脱离，因此应用时宜谨慎，并密切观察患者的病情变化。需要注意的是，缩瞳治疗亦可引起调节痉挛和视物模糊，部分患者不能接受。

2. 手术治疗：激光周边虹膜切开术能够解除反向瞳孔阻滞，消除虹膜后凹，阻止色素颗粒进一步释放，有效阻止 PDS 病情进展。中晚期患者可联合局部用药和激光治疗，如不能达到"靶眼压"水平，应考虑滤过性手术，其中小梁切除术是常用的手术方式。

色素播散综合征如果未并发视神经损害和视野缺损，早期干预可取得较好的治疗效果。进展到色素性青光眼以后，及时降低眼压可使患者病情稳定，部分患者甚至可出现视野好转。

九、脉络膜转移癌

（一）定义

脉络膜转移癌（图3-32），又称脉络膜转移瘤，是一种相对罕见的眼部恶性肿瘤，它并非原发于脉络膜，而是身体其他部位的恶性肿瘤通过血液循环系统转移至脉络膜所致。由于脉络膜血管丰富，血流缓慢，且眼内又无淋巴管道，因此成为肿瘤转移的常见部位。脉络膜转移癌可严重影响患者的视力和生活质量，甚至危及生命。

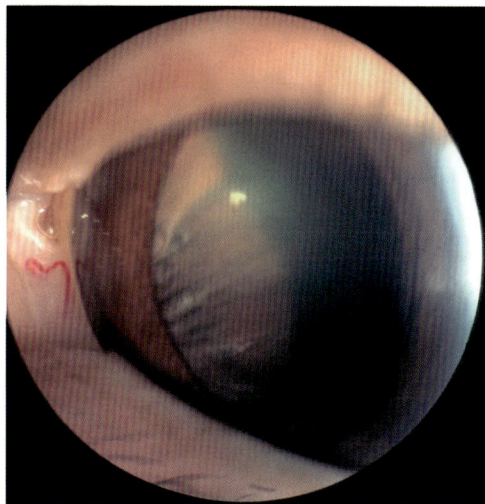

图3-32 脉络膜转移癌

(二)病因

脉络膜转移癌的主要病因是其他部位的恶性肿瘤发生转移。常见的原发肿瘤包括乳腺癌、肺癌、肾癌、消化道癌等。这些原发肿瘤的肿瘤细胞可以通过血液循环系统进入脉络膜,并在其中生长和扩散,形成转移病灶。此外,个体的免疫系统状态、遗传因素、环境因素等也可能对脉络膜转移癌的发生产生一定的影响。

(三)临床表现

脉络膜转移癌的临床表现多样,主要取决于肿瘤的大小、位置和生长速度。常见的症状包括视力下降、视物变形、眼前黑影、眼痛、眼压升高等。随着病情的进展,患者还可能出现恶心、呕吐等全身症状。在眼底检查中,可能观察到脉络膜增厚、色素改变、出血和渗出等异常表现。

(四)检查方法

1. 前房角镜检查:可以观察前房角部位是否有肿瘤细胞浸润或新生血管形成。

2. 前房穿刺冲洗术:通过前房穿刺取出房水进行细胞学检查,有助于发现房水中的肿瘤细胞。同时,前房冲洗可以帮助清除房水中的渗出物和炎性物质。

3. 视野检查:通过视野计检测患者的视野范围,可以判断肿瘤对视神经的影响程度。

4. 荧光素眼底血管造影检查:将荧光素注入患者静脉,利用荧光素在血液循环中的特性来观察眼底血管的形态和功能变化。这种检查方法可以帮助医生判断脉络膜转移癌的血管分布和生长情况。

5. 吲哚菁绿血管造影:与荧光素眼底血管造影类似,但使用的是吲哚菁绿造影剂。这种造影剂在脉络膜血管中的滞留时间较长,因此更适合观察脉络膜血管的病变。

6. 眼部超声检查:利用超声波在眼内组织中的传播特性来检测眼部结构的变化。这种检查方法可以帮助医生判断脉络膜转移癌的肿瘤大小、位置和浸润程度。

7. 光学相干断层扫描(OCT):通过干涉原理获取眼内组织的高分辨率横断面图像,有助于观察和分析脉络膜转移癌的形态和结构特点。

(五)诊断流程

1. 询问病史:了解原发肿瘤的情况和治疗过程。

2. 眼部检查:包括视力检查、裂隙灯检查、眼底检查等,以评估眼部病变的程度和范围。根据需要选择适当的辅助检查,如前房角镜检查、视野检查、荧光素眼底血管造影检查等,以进一步明确诊断。

3. 组织病理学检查:最终确诊还需要病理学诊断。

4. 鉴别诊断:常见的需要鉴别的疾病包括脉络膜黑色素瘤、脉络膜炎、视网膜炎、视网膜脱离等。需要根据患者的病史、临床表现和辅助检查结果进行综合判断,以准确诊断脉络膜转移癌。还需要与肿瘤科等相关科室协作、交流,以确保诊断的准确性和完整性。

(六)治疗方法

1. 药物治疗:主要包括化疗药物和靶向治疗药物。化疗药物可以通过静脉注射或口服给药,杀死或抑制肿瘤细胞的生长。靶向治疗药物则针对特定的肿瘤细胞分子靶点进行作用,具有更高的选择性和疗效。但需要注意的是,药物治疗可能会带来一定的不良反应和风险。

2. 放射治疗:利用高能射线或粒子束照射肿瘤组织,杀死或抑制肿瘤细胞的生长。放射治疗可以用于局部控制肿瘤的发展,减轻患者症状和改善其生活质量。但放射治疗也可能对正常组织造成一定的损伤。

3. 手术治疗:对于某些局限性的脉络膜转移癌病灶,可以考虑进行手术切除。手术方法包括巩膜外切除术、眼内容剜除术等。手术治疗的目的是尽可能地切除肿瘤组织,减轻患者症状和改善其预后。但手术风险较大,需要在充分评估患者的全身状况和手术可行性后进行决策。

除上述治疗方法外,还需要对患者进行全身状况的评估和管理,包括营养支持、疼痛控制、心理干预等。同时,也需要密切关注原发性肿瘤的情况和治疗进展,及时调整治疗方案和策略。

第五节　晶状体、玻璃体疾病

一、年龄相关性白内障

(一)定义

年龄相关性白内障(图3-33),又称老年性白内障,是随着年龄的增长,眼睛内的晶状体发生混浊,导致视力下降的一种常见眼病。

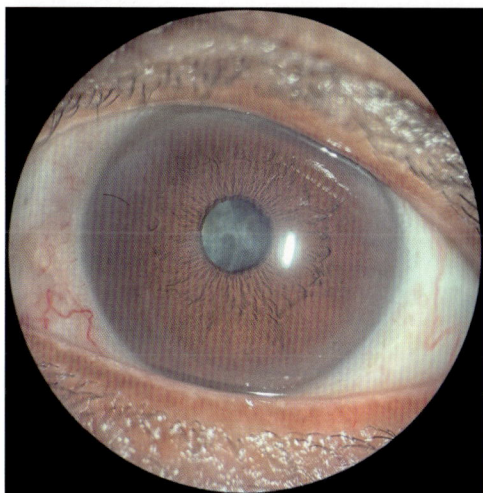

图3-33　年龄相关性白内障

(二)病因

年龄相关性白内障的主要病因包括年龄增长、遗传因素、紫外线照射、长期吸烟、营养不良等。随着年龄的增长,晶状体的蛋白质会发生变性,导致晶状体混浊,从而影响视力。

(三)临床表现

1. 视力下降:患者视力逐渐模糊,在强光下症状更为明显。

2. 颜色对比敏感度下降:患者可能对颜色的对比度感知减弱。

3. 色觉改变:部分患者可能出现色觉异常。

4. 单眼复视或多视:晶状体混浊导致光线散射,从而产生复视或多视现象。

5. 眩光感:患者可能在夜晚或光线较强时感到眩光。

(四)检查方法

1. 视力检查:测量患者的裸眼视力和矫正视力。

2. 裂隙灯检查:使用裂隙灯观察晶状体的混浊程度和位置。

3. 眼底检查:评估视网膜和其他眼底结构的情况。

4. 视觉电生理检查:如视觉诱发电位等,以评估视觉功能。

(五)诊断流程

1. 询问病史:了解患者的年龄、眼部病史、家族史及生活习惯等。

2. 眼部检查:通过视力检查和裂隙灯检查,初步判断晶状体混浊的程度和位置。根据需要进行眼底检查、视觉电生理检查等。

3. 鉴别诊断:常与以下疾病进行鉴别诊断。

(1)其他类型白内障:如先天性白内障、并发性白内障等,需根据患者病史和检查结果进行鉴别。

(2)其他眼病:如青光眼、黄斑病变等,也可能导致视力下降,需进行鉴别诊断。

(六)治疗方法

1. 药物治疗:目前尚无特效药物能够治愈年龄相关性白内障,但一些药物(如抗氧化剂、维生素C等)可能有助于减缓病情进展。

2. 手术治疗:当白内障严重影响视力且药物治疗无效时,可考虑手术治疗。常用的手术方法有白内障超声乳化摘除术联合人工晶状体植入术等。手术目的是去除混浊的晶状体并植入透明的人工晶状体,以恢复患者的视力。

二、先天性白内障

(一)定义

先天性白内障(图3-34)是指在出生前后即已存在,或出生后才逐渐形成的先天性遗传或发育障碍导致的白内障。先天性白内障发病可以是家族性的或散发的,可以是单眼或双眼发病,可以伴发其他眼部异常。按晶状体混浊的形态及部位分类,可分为前极白内障、后极白内障、绕核白内障、冠状白内障、全白内障等。

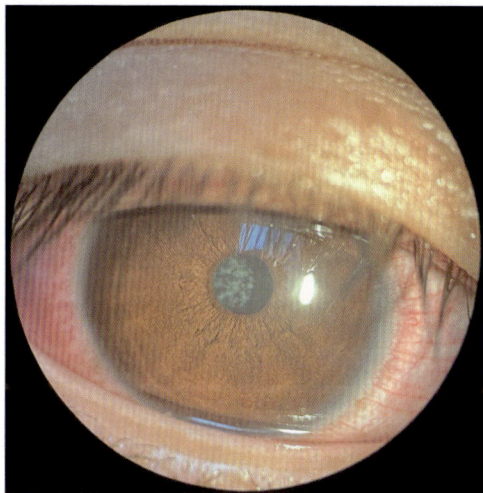

图3-34　先天性白内障

(二)病因

1. 遗传因素:约一半的先天性白内障的发生与遗传有关,可以是常染色体显性遗传、隐性遗传或X连锁隐性遗传。

2. 母体因素:孕期母体感染风疹病毒、水痘病毒等,或患有代谢性疾病如糖尿病、甲状腺功能不足等,均可导致胎儿晶状体发育不良。

3. 其他因素:如宫内缺氧、早产、低体重出生儿等也可能与先天性白内障的发生有关。

(三)临床表现

1. 视力障碍:患儿出生后不久即出现不同程度的视力障碍。

2. 白瞳症:全白内障瞳孔区可见白色反光。

3. 眼球震颤:由于视力障碍,患儿可能出现眼球震颤。

4. 斜视:部分患儿可能因白内障遮挡,产生形觉剥夺性弱视,进而导致废用性斜视。

(四)检查方法

1. 视力检查:评估患儿视力情况。

2. 裂隙灯检查:观察晶状体混浊程度、部位及范围。

3. 前节 OCT 检查:评估晶状体混浊程度及与周围组织的关系。

4. 眼科 B 超检查:对于无法窥见眼底的患儿,眼科 B 超检查可帮助了解其眼内情况。

(五)诊断流程

1. 询问病史:了解患儿出生及发育情况,并询问家族史。

2. 眼部检查:进行视力检查、裂隙灯检查、眼科 B 超检查等,以明确晶状体混浊程度及范围,并排除其他眼部异常。

3. 鉴别诊断:常与其他疾病进行鉴别诊断。

(1)视网膜母细胞瘤:也可表现为白瞳症,但眼科 B 超检查可发现眼内实质性占位病变。

(2)视网膜发育异常:如视网膜脱离、视网膜出血等,也可导致视力障碍,但裂隙灯检查可发现晶状体透明。

(3)先天性青光眼:表现为眼压升高、角膜增大等,可通过前房角镜检查及眼压检查与先天性白内障进行鉴别。

(六)治疗方法

1. 定期随访:对于晶状体混浊较轻、不影响视力及视觉发育的患儿,可采取保守治疗,定期随访观察。

2. 手术治疗:对于晶状体混浊较重、影响视力及视觉发育的患儿,应尽早行白内障摘除术。手术时机一般选择在患儿出生后 3 ~ 6 个月进行。术后根据患儿情况植入人工晶状体或佩戴框架眼镜矫正视力。

3. 视力训练:术后患儿需进行长期的视力训练,以促进视觉发育,提高视力水平。

4. 并发症处理:对于可能出现的并发症如继发性青光眼、葡萄膜炎等,应及时诊断和治疗。

三、后发性白内障

(一)定义

后发性白内障(图3-35)是指白内障手术后或眼部外伤后,晶状体后囊膜发生混浊的眼科疾病。它是白内障手术后常见的并发症,多发生于术后2个月至4年。

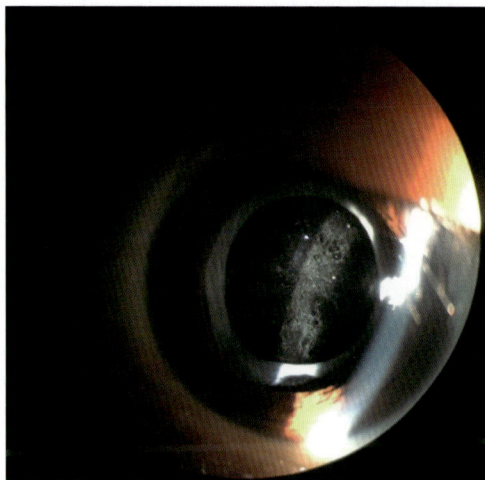

图3-35 后发性白内障

(二)病因

1. 残留晶状体上皮细胞的增殖与迁移:白内障手术时,部分晶状体上皮细胞可能残留在囊袋内或附着于后囊膜上,这些细胞会增殖并迁移至后囊膜,导致后囊膜混浊。

2. 手术创伤:手术创伤可能导致眼内炎症和纤维化反应,进而刺激后囊膜混浊。

3. 其他因素:如年龄小、遗传、眼内其他疾病等也可能与后发性白内障的发生有关。

(三)临床表现

1. 视力下降:后囊膜混浊会影响光线透过,导致患者视力下降。

2. 对比敏感度降低:在较高的空间频率下,白内障患者的对比敏感度降低。

3. 其他:可能伴有眩光、色觉改变、视物变形等其他症状。

(四)检查方法

1. 裂隙灯检查：通过裂隙灯观察后囊膜的混浊程度和范围。
2. 眼底镜检查：排除其他眼底病变。
3. 视觉电生理检查：评估视觉功能。

(五)诊断流程

1. 询问病史：了解患者的白内障手术史、眼外伤史等。
2. 眼部检查：通过裂隙灯等检查了解患者的眼部情况。
3. 鉴别诊断：常与以下疾病进行鉴别诊断。
(1)其他类型的白内障：如先天性白内障、老年性白内障等。
(2)其他导致视力下降的眼病：如角膜炎、青光眼、视网膜病变等。

(六)治疗方法

1. 定期随访：对于轻度混浊且不影响视力的患者，可定期随访。
2. 手术治疗：对于中度混浊且影响视力的患者，可选择 Nd：YAG 激光后囊膜切开术，通过激光将混浊的后囊膜切开，恢复视力。对于激光治疗无效或重度混浊的患者，可考虑其他手术方式，如囊膜切除术等。

后发性白内障是一种常见的白内障术后并发症，通过及时的诊断和治疗，大部分患者的视力可以得到恢复。

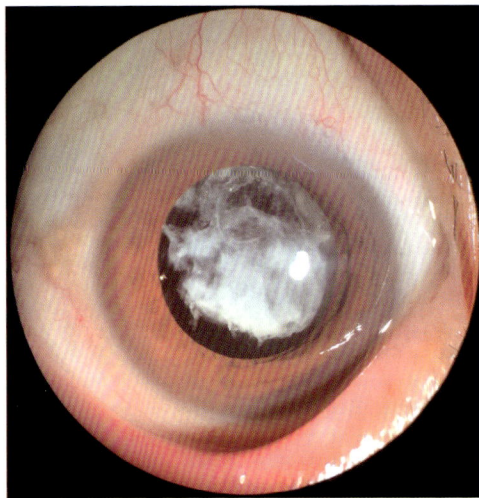

图3-36　外伤性白内障

四、外伤性白内障

(一)定义

外伤性白内障(图3-36)是因眼球受到外部伤害，如机械性、物理性或者化学性的伤害，导致眼内晶状体出现混浊，从而影响视力的眼病。外伤性白内障可根据受伤时间分为两类：即时性白内障和迟发性白内障。即时性白内障指的是受伤后立即出现晶状体混浊的疾病，而迟发性白内障则是在受伤后数周、数月,甚至数年才逐渐出现晶状体混浊的疾病。

(二)病因

1. 机械性损伤:如眼球钝挫伤、穿通伤等,这些伤害可以直接导致晶状体囊膜破裂、晶状体皮质溢出并发生混浊。

2. 物理性损伤:如电离辐射、紫外线等,长期暴露在这些物理因素下,会导致晶状体发生变性、混浊。

3. 化学性损伤:某些化学物质如苯、汞等意外进入眼内,会对晶状体造成损伤,引发白内障。

(三)临床表现

外伤性白内障的临床表现取决于混浊的位置和程度。轻度混浊可能无明显症状,而重度混浊则会导致视力严重下降,患者可能出现复视、畏光、眩光等症状。如果晶状体破裂,还会导致晶状体皮质溢出到前房,引起继发性青光眼或葡萄膜炎。

(四)检查方法

1. 裂隙灯检查:通过裂隙灯可以观察到晶状体的混浊程度、位置和形态。

2. 眼底镜检查:可以观察眼底情况,排除其他眼底病变。

3. 眼科B超检查:可以了解晶状体混浊的范围和程度,以及是否有晶状体脱位。若晶状体混浊严重影响眼底镜检查,可以评估是否有玻璃体积血、视网膜脱离等情况。

4. CT或MRI检查:对于有穿通伤、眼睑高度肿胀等不宜行眼科B超检查的复杂病例,可以通过CT或MRI检查来了解眼内结构的变化和损伤情况。

(五)诊断流程

1. 询问病史:详细询问患者的眼部外伤史,包括受伤时间、受伤原因、受伤部位等。

2. 眼部检查:包括视力检查、眼压检查、眼球运动检查等。通过裂隙灯、眼底镜等设备,观察晶状体的混浊情况。

3. 影像学检查:根据需要进行眼科B超、CT或MRI等辅助检查。

4. 鉴别诊断:外伤性白内障需要与其他类型的白内障进行鉴别,如老年性白内障、并发性白内障等。鉴别的主要依据是患者的病史、临床表现和检查结果。此外,还需要排除是否伴随其他眼病,如角膜损伤、眼内炎、眼内异物等。

（六）治疗方法

1. 药物治疗：对于轻度混浊的患者，可以尝试使用药物治疗，如局部滴用卡林优、白内停等滴眼液；使用抗氧化剂如谷胱甘肽、醛糖还原酶抑制剂莎普爱思、维生素C等，以减轻晶状体混浊。但需要注意的是，药物治疗效果有限，对于重度混浊的患者，手术治疗是更为有效的选择。

2. 手术治疗：手术治疗是外伤性白内障的主要治疗方法。手术方式包括晶状体摘除术和人工晶状体植入术。晶状体摘除术是将混浊的晶状体完全或部分摘除，以达到改善视力的目的。目前主流手术是超声乳化摘除术，但外伤性白内障经常存在晶状体脱位、半脱位、囊膜不完整、后囊膜机化等情况，具体手术方式需根据患者具体情况进行选择，甚至需要在术中改变手术方式。人工晶状体植入术则是在摘除混浊的晶状体后，植入一枚人工晶状体，以恢复视力。手术时机应根据患者的具体情况而定，一般来说，如果晶状体混浊严重且影响视力或者有继发性青光眼、葡萄膜炎等，应尽早进行手术。

五、全身病引起的白内障

（一）定义

全身病引起的白内障（图3-37）是由全身性疾病（如糖尿病、高血压、风湿性疾病、艾滋病等）导致眼部晶状体发生混浊，进而影响视力的一种眼病。这种白内障的发生与全身病的病理生理过程密切相关，是全身病在眼部的并发症之一。

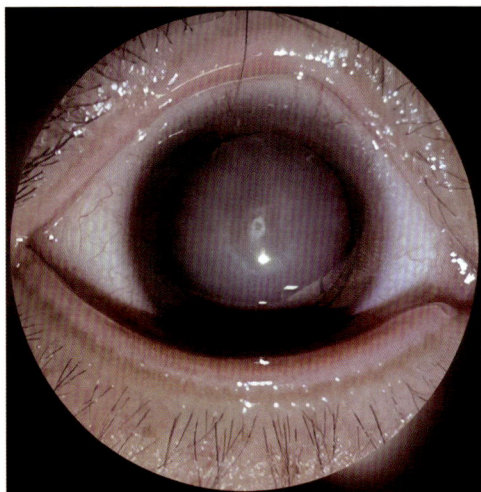

图3-37　全身病引起的白内障

(二)病因

1. 代谢性疾病:糖尿病是引起白内障的代谢性疾病。高血糖状态可导致晶状体代谢异常,加速晶状体老化,从而导致白内障的发生。艾滋病导致机体消耗过大,也会引起眼睛晶状体营养障碍,产生晶状体混浊,出现白内障。

2. 血管性疾病:高血压、动脉硬化等血管性疾病可影响眼部血液循环,导致晶状体营养供应不足,进而引发白内障。

3. 免疫性疾病:某些自身免疫性疾病(如风湿性关节炎、系统性红斑狼疮等)可通过免疫反应影响晶状体代谢,导致白内障的形成。

(三)临床表现

1. 视力下降:全身病引起的白内障的临床表现与一般的白内障相似,主要表现为视力下降。早期可能无明显症状,随着病情的发展,患者逐渐出现视物模糊、重影、眩光等症状。

2. 全身症状:患者还可能伴有相应的全身症状,如糖尿病患者的多饮、多尿、消瘦等。

(四)检查方法

1. 视力检查:了解患者的视力状况,是诊断白内障的基本检查之一。

2. 裂隙灯检查:通过裂隙灯观察晶状体的混浊程度、部位和形态,有助于白内障的诊断和鉴别诊断。

3. 前房角镜检查:观察前房角和虹膜的情况,有助于了解白内障对前房结构的影响。

4. 眼部超声检查:对于无法直接观察晶状体的情况(如瞳孔过小或晶状体完全混浊),可通过眼部超声检查了解晶状体的形态和混浊程度。

5. 全身检查:包括血糖、血压、血脂等生化指标的检测,以及心电图、胸片等影像学检查,有助于了解患者的全身状况和白内障的病因。

(五)诊断流程

1. 询问病史:详细询问患者的全身病史、眼部病史及家族史,了解是否有全身性疾病,以及眼部症状的出现时间和进展情况。

2. 眼部检查:检查视力、晶状体混浊程度及眼底病变等。

3. 实验室检查:根据患者的具体情况,可能需要进行血常规、尿常规、生化检查等实验室检查,以评估患者的整体健康状况和白内障的病因。

4.影像学检查:如需要,可进行眼部超声检查、CT检查或MRI检查等影像学检查,以了解眼部结构和病变情况。

5.鉴别诊断:全身病引起的白内障需要与其他类型的白内障进行鉴别诊断。常见的需要鉴别的疾病包括老年性白内障、先天性白内障、外伤性白内障等。鉴别诊断的关键在于详细询问病史、了解患者的全身状况及仔细进行眼部检查。

(六)治疗方法

1.药物治疗:对于早期白内障患者,可以通过滴用滴眼液等方式延缓病情发展。常用的药物包括抗氧化剂、营养类药物等,这些药物有助于改善晶状体的营养状况,延缓晶状体的混浊进程。但需要注意的是,药物治疗只能缓解症状,不能根治白内障。

2.手术治疗:当白内障严重影响视力时,手术治疗是有效的治疗方法。常用的手术方式包括白内障超声乳化摘除术和人工晶状体植入术等。手术时机应根据患者的具体情况来确定。在手术前,需要对患者的全身状况进行评估,确保手术的安全性。手术后需要加强眼部护理,预防感染等并发症的发生。同时,对于全身病的治疗也不能忽视,需要继续控制血糖、血压等指标,以减少对眼部的不良影响。

六、星状玻璃体变性

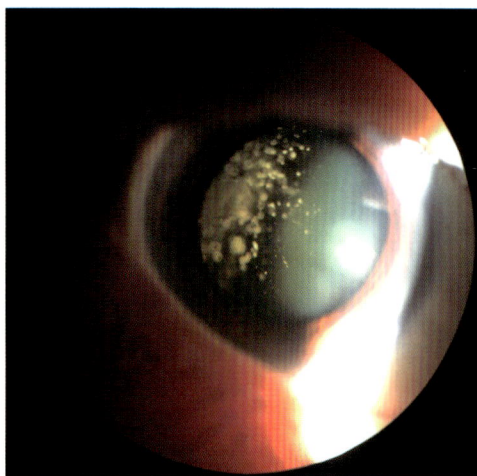

图3-38　星状玻璃体变性

(一)定义

星状玻璃体变性(图3-38)是一种较为少见的玻璃体病变,其特点是玻璃体内出现含钙的脂质白色小球,在玻璃体内呈现为白色、闪亮的星状小体。多见于老年男性,但发病年龄可能远远小于就诊年龄。

(二)病因

星状玻璃体变性的确切病因尚不完全清楚,但多数研究认为,它与玻璃体内的钙、磷代谢异常有关。这种异常可能导致玻璃体内的脂质和钙质沉积,进而形成星状小体。

(三)临床表现

1. 眼前黑影飘动:患者可能会感觉到眼前有小的、移动的黑影或斑点。

2. 视力轻度下降:星状小体一般不影响视力,但在一些情况下,它们可能会导致视力轻微降低。

(四)检查方法

1. 裂隙灯检查:通过裂隙灯观察玻璃体内的星状小体。

2. 前置镜检查:可以更直接地观察到玻璃体内的病变情况。

3. 眼科B超检查:有助于确认玻璃体内的病变,并排除其他可能的眼部疾病。

(五)诊断流程

1. 询问病史:了解患者的症状、持续时间及是否有其他眼部疾病史。

2. 眼部检查:包括视力检查、裂隙灯检查、前置镜检查等。

3. 影像学检查:如眼科B超检查,以进一步确认诊断。

4. 鉴别诊断:注意与以下疾病进行鉴别。

(1)玻璃体混浊:其他类型的玻璃体混浊可能与星状玻璃体变性相似,但通过详细检查和病史询问可以进行区分。

(2)视网膜脱离:在某些情况下,视网膜脱离可能伴有玻璃体内的漂浮物,但通常伴有视力明显下降和其他症状。

(六)治疗方法

目前对于星状玻璃体变性尚无特效治疗方法。由于它通常不会对视力产生严重影响,因此大多数患者不需要特殊治疗。然而,对于视力明显下降或伴有其他眼部疾病的患者,可以考虑进行玻璃体切割手术以清除玻璃体内的星状小体。术前需要告知患者手术风险,让患者谨慎做出决定。

七、玻璃体积血

(一)定义

玻璃体积血(图3-39)是指血液进入玻璃体腔,造成玻璃体混浊的疾病。通常是由眼部血管破裂或视网膜血管病变导致的血液进入玻璃体。

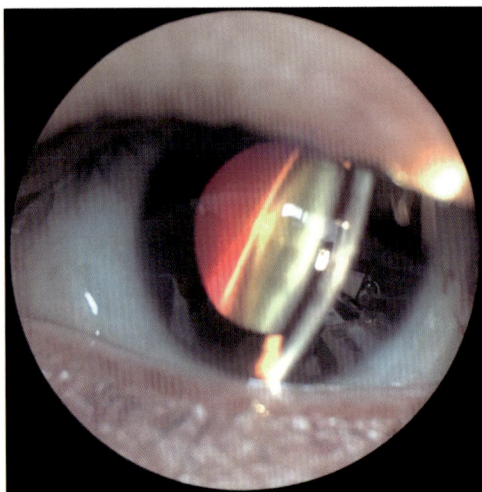

图 3-39　玻璃体积血

(二)病因

1. 眼部外伤：外力冲击导致的眼部损伤，如眼球穿通伤、钝挫伤等，都可能引起玻璃体积血。

2. 视网膜血管疾病：如糖尿病视网膜病变、视网膜静脉阻塞等，这些疾病可能导致视网膜血管破裂，血液进入玻璃体。

3. 眼部炎症：如葡萄膜炎、视网膜炎等炎症性疾病，可能导致眼部血管通透性增加，引起玻璃体积血。

4. 眼部手术：某些眼部手术，如白内障手术、玻璃体切割手术等，可能导致术中或术后出血，进而引起玻璃体积血。

(三)临床表现

1. 视力下降：玻璃体积血会导致视力明显下降，严重时可能仅剩光感。

2. 眼前黑影：患者可能感到眼前有黑影飘动，影响视线。

3. 眼部疼痛：部分患者可能出现眼部疼痛等不适症状。

4. 眼底检查异常：眼底检查可见玻璃体混浊、视网膜血管病变等。严重时无法窥见眼底。

(四)检查方法

1. 裂隙灯检查：通过裂隙灯观察玻璃体内血液的分布和形态，评估积血的严重程度。

2. 眼底镜检查:通过眼底镜观察眼底视网膜病变情况,了解出血来源。

3. 眼科B超检查:通过眼科B超检查可以了解玻璃体内积血的范围和程度,以及是否伴有其他眼部病变。

4. OCT检查:OCT检查可以高分辨率地观察视网膜结构,有助于诊断视网膜病变。

(五)诊断流程

1. 询问病史:详细了解患者的眼部病史、外伤史等。

2. 眼部检查:进行裂隙灯检查、眼底镜检查等,评估玻璃体积血的严重程度和视网膜病变情况。

3. 影像学检查:根据需要进行眼科B超检查、OCT检查等,以明确诊断和了解病变范围。

4. 鉴别诊断:玻璃体积血需要与以下疾病进行鉴别诊断。

(1)视网膜脱离:视网膜脱离也可能导致视力下降和眼前黑影,但眼底检查可见视网膜隆起和裂孔。

(2)玻璃体炎:玻璃体炎通常由感染引起,表现为眼部疼痛、红肿等症状,与玻璃体积血不同。

(六)治疗方法

1. 观察:对于轻度玻璃体积血且无明显视网膜病变的患者,可以采取观察治疗,等待积血自行吸收。

2. 药物治疗:对于中度玻璃体积血,可以采用药物治疗,如使用止血药、促进积血吸收的药物等,如卵磷脂络合碘胶囊。

3. 手术治疗:对于重度玻璃体积血或伴有明显视网膜病变的患者,可能需要进行手术治疗,如玻璃体切割术等。手术的目的是清除积血、恢复视网膜结构、保护视力。

第六节　其他疾病和体征

································

一、睑酯

　　睑酯（图3-40），也被称为睑脂，是由睑板腺分泌的一种脂质物质。睑板腺是位于眼睑内的一种特殊皮脂腺，它们的主要功能就是合成、储存和分泌睑酯。这些腺体分为腺泡和导管两个部分，其中腺泡具有全浆分泌能力，可以分泌出睑酯。

　　睑酯是一种复杂的混合物，主要由各种极性和非极性脂质构成。其非极性脂质位于泪膜脂质层的外表面，有助于降低泪液的蒸发速度；而极性脂质则位于内表面，以锚定非极性层，并与泪膜水液层相连，从而增加泪膜的稳定性。这种特殊的脂质构成使得睑酯在维持泪膜稳定性、降低泪膜水液层蒸发率及防止泪液外流等方面发挥着重要作用。

　　此外，睑酯的熔点通常在28～32℃，这使得它在正常体温下保持液态并具有一定的黏滞度。而当温度降低时，睑酯可能会变得更为黏稠，甚至变为固态。

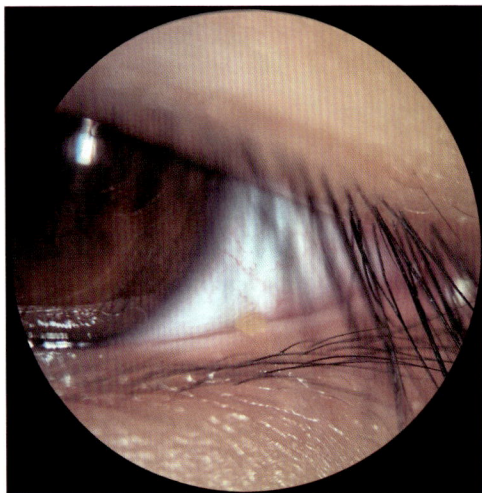

图3-40　睑酯

各种原因引起的睑板腺腺体缺失、腺体开口阻塞、睑缘炎症等,均可导致睑板腺分泌的睑酯发生质和量的改变,临床表现为泪膜不稳定、蒸发过强型干眼、角膜炎、结膜炎等,严重时可导致角膜病变。

二、睑裂斑炎

(一)定义

睑裂斑炎(图3-41)是一种发生在睑裂斑上的炎症病变。睑裂斑是一种黄白色、无定形样沉积的结膜变性性损害,通常出现在睑裂区近角膜缘的球结膜上皮下。

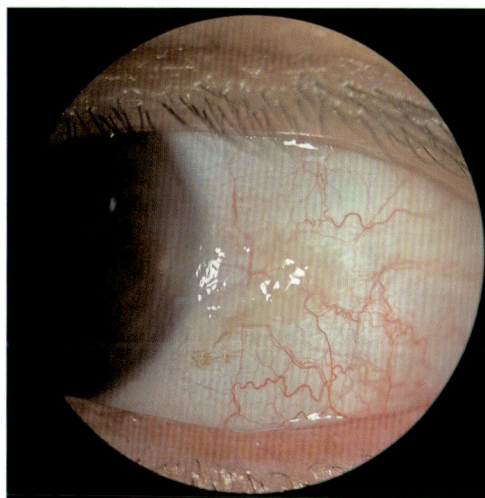

图3-41 睑裂斑炎

(二)病因

睑裂斑炎可能是外界刺激(如紫外线、光化学性暴露等)或年龄增长等因素所致。

(三)临床表现

睑裂斑炎导致睑裂斑局部充血、水肿,并可能产生炎性分泌物。患者眼睛可能有异物感或刺激感。

(四)治疗方法

1.减少刺激:避免过度用眼和长时间熬夜,以减少对睑裂斑的刺激。此外,避免食用过于辛辣刺激的食物，也有助于减轻炎症。

2. 药物治疗：在炎症初期，可以使用糖皮质激素或非甾体抗炎药滴眼液进行局部点眼治疗，以减轻炎症反应。

3. 手术切除：对于较大的睑裂斑或反复发作的睑裂斑炎，可以考虑手术切除。手术方法有多种，如结膜下切除术、结膜切除术等。

三、结膜松弛症

(一)定义

结膜松弛症（图3-42）主要是指因球结膜过度松弛等因素所造成的球结膜堆积。在眼球与下眼睑之间，可形成局部褶皱，引起眼部产生一系列的不适症状。

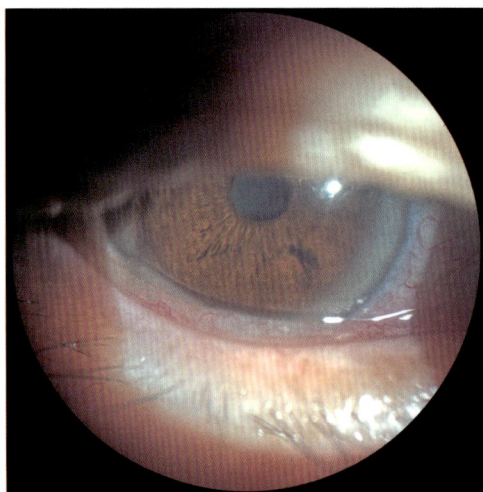

图 3-42　结膜松弛症

(二)病因与临床表现

结膜松弛症多发于老年人，大多症状不重。随着年龄逐渐增大，球结膜松弛加重，伴随老年泪道狭窄或者阻塞，临床表现为眼部干涩，有异物感。部分患者还有可能会出现视疲劳、畏光、视物模糊等症状。如果患者的病情较严重，还有可能会引起结膜出血、结膜溃疡、结膜水肿等。

临床上将结膜松弛症分为四级。

1. Ⅰ级结膜松弛症：无明显症状。

2. Ⅱ级结膜松弛症：有泪溢、异物感、干涩感。

3.Ⅲ级结膜松弛症:泪溢、异物感、干涩感,明显影响生活。

4.Ⅳ级结膜松弛症:除泪溢、异物感、干涩感外,还伴有刺痛灼热感。

(三)治疗方法

结膜松弛症一般是不可以自愈的,治疗时要针对病情进行有效的治疗。无明显症状者无须治疗。病情较轻者,出现泪溢、干涩、异物感的症状,可以采用比较保守的滴人工泪液、抗生素滴眼液等方式来进行治疗。病情较严重者,且出现了严重的泪溢、异物感,同时伴有刺痛感,可考虑手术治疗。

四、小角膜

(一)定义及临床表现

小角膜(图3-43)是一种先天性发育异常的疾病,其主要特征为角膜直径通常小于10 mm。小角膜还可能伴随其他眼部异常,如虹膜、脉络膜缺损、先天性白内障、青年环、高度远视等。先天性小角膜患者患青光眼的风险较高。

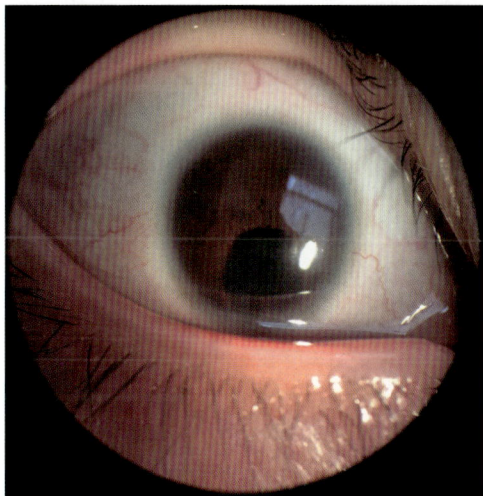

图3-43 小角膜

(二)病因

小角膜的形成原因尚不十分明确。目前认为可能与婴儿在发育过程中出现的生长停滞有关。另外,视杯前部的过度发育可能使角膜发育的空间减少,这也可能是小角膜形成的一个因素。该疾病多为常染色体显性或隐性遗传。

(三)治疗方法

对于小角膜目前还没有特效的治疗方法。然而,针对小角膜可能引发的并发症,如青光眼和白内障,可以采取相应的治疗措施。例如,对于青光眼,可以通过手术降低眼压;对于先天性白内障,可以通过手术植入人工晶状体来提高视力。

五、角膜板栗刺

(一)临床表现

板栗刺作为一种常见的眼部异物(图3-44),其特点在于细小、坚硬且易碎易断,因此一旦进入眼睛,很容易对眼部组织造成损伤。

当板栗刺进入眼睛时,首先可能损伤的是角膜。板栗刺的细小尖端可以轻易刺穿角膜,引发疼痛、红肿等症状。如果处理不及时,板栗刺上的细菌和真菌还可能引发感染性角膜溃疡、角膜炎和眼内炎等严重并发症。这些并发症不仅会影响视力,还可能对眼球组织造成永久性损伤。

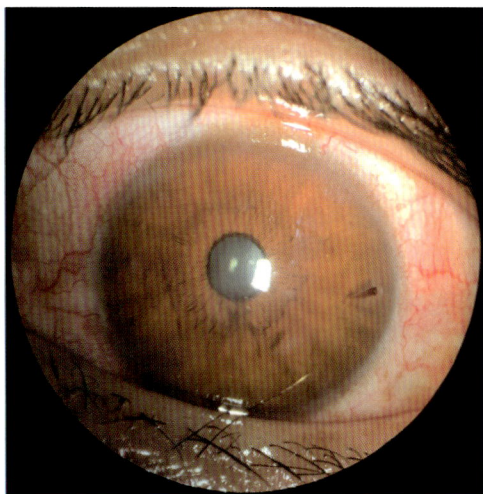

图3-44 角膜板栗刺

(二)治疗方法

在处理板栗刺时,首先要确保患者安全,避免板栗刺进一步损伤眼部组织。然后,可在裂隙灯下,表面麻醉后使用针头进行剔除,部分板栗刺可能需要二次剔除。针对部分穿透角膜进入前房的板栗刺,应行显微手术清除板栗刺,必要时缝合角膜伤口,挑取板栗刺时应严格执行无菌操作,术后进行抗感染和修复治疗。

除了角膜,板栗刺还可能刺伤晶状体等眼部组织,导致外伤性白内障等严重问题。外伤性白内障通常需要手术治疗,以恢复视力。

六、后弹力层脱离

(一)定义

后弹力层脱离(图3-45)是一种多见于白内障、青光眼、角膜穿通伤缝合术等内眼手术后的并发症。

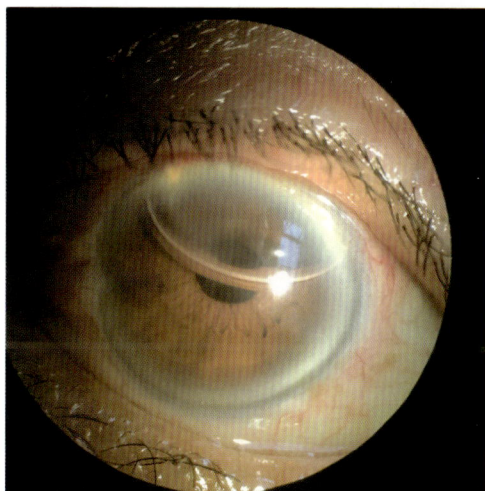

图3-45 后弹力层脱离

(二)病因

后弹力层脱离的发病原因与多种因素有关,包括年龄、代谢、遗传和眼外伤等。在年龄方面,多见于50岁以上的老年人,其晶状体后囊膜可能发生变性,导致后弹力层脱离。

(三)临床表现

后弹力层是角膜内皮细胞的基底膜,与前面的基质层仅疏松地附着,在外伤或某些病理状况下可发生后弹力层脱离。如后弹力层撕裂为小裂隙,可由内皮细胞形成新的后弹力层所修复;如撕裂为大的裂口,则裂口边缘向后卷曲进入前房,使房水进入角膜基质内引起角膜水肿。

后弹力层脱离的分型主要根据脱离的范围进行划分。如果脱离小于1 mm，被称为平面型脱离；如果脱离大于1 mm，则被称为非平面型脱离。

(四)治疗方法

后弹力层脱离的处理需要及时和谨慎。轻度后弹力层脱离经保守治疗后，后弹力层即可贴附。术中发现后弹力层脱离，经部分打水或前房注气或膨胀气体后，后弹力层即可贴附。发现重度后弹力层脱离，须行后弹力层缝合。严重者需要行角膜内皮移植术、穿透性角膜移植术。

七、角膜后沉着物

(一)定义

凡在角膜内皮上沉积下来的细胞、色素、纤维素或晶状体碎屑等物质，统称为角膜后沉着物(图3-46)。它的形成至少有两个条件：①房水中有混悬着的细胞、色素等物质；②角膜内皮的粗糙不平。

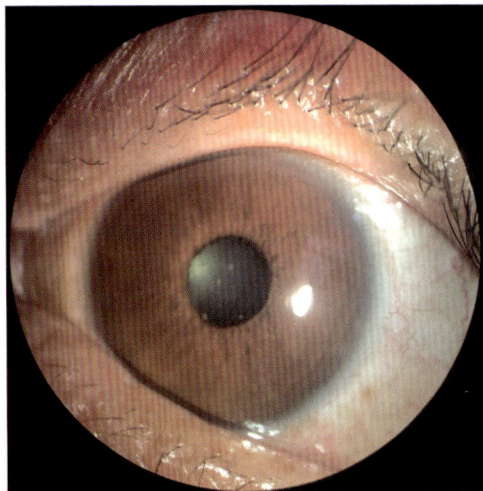

图3-46　角膜后沉着物

(二)形成原因

临床上角膜后沉着物的形成通常与眼部炎症有关，尤其是葡萄膜炎。当葡萄膜炎发生时，炎性细胞会随房水对流，向下沉着于角膜后壁，形成角膜后沉着物。

角膜后沉着物根据其形态和成分进行分类，常见有以下三种形态。

(1)中小角膜后沉着物:主要由多核中性粒细胞、淋巴细胞组成,多见于非肉芽肿性炎症。

(2)羊脂状角膜后沉着物:由巨噬细胞和类上皮细胞相融合组成,多见于肉芽肿性炎症和慢性炎症。

(3)色素性角膜后沉着物:多为陈旧性,但疱疹性炎症由于组织严重被破坏,在急性期也可有较大的色素性角膜后沉着物,前房内渗出物也可沉着于晶状体表面。

(三)诊断方法

在诊断方面,可使用裂隙灯观察角膜后沉着物的形态和分布。同时,结合患者的病史、症状和其他检查结果,进一步确定病因和病情的严重程度。

(四)治疗方法

在治疗方面,主要是针对病因进行治疗。对于葡萄膜炎等炎症性疾病引起的角膜后沉着物,通常需要使用抗炎药物进行治疗,如糖皮质激素滴眼液等。同时,还要进一步关注全身性疾病并发的眼部症状。

八、前房渗出

(一)定义

前房渗出(图3-47)是较为常见的病理改变,通常与眼部炎症、眼部感染、自身免疫因素或眼部创伤、手术操作有关。

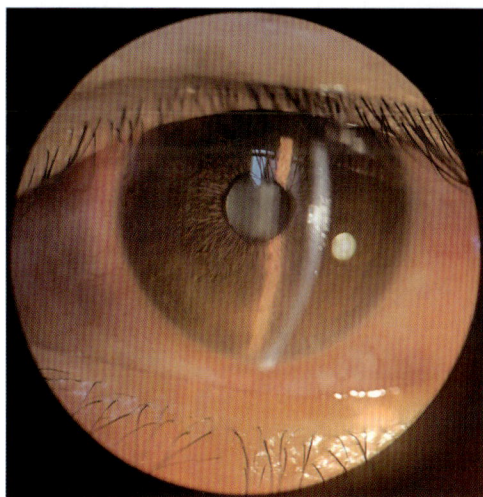

图3-47 前房渗出

（二）病因

眼部炎症是前房渗出最常见的病因，导致血管壁通透性增加，血管内的血液成分溢出到血管外形成渗出。

细菌、病毒、真菌等病原微生物可直接侵犯人体引起炎症，也可诱发自身免疫反应引起炎症，导致前房渗出。

葡萄膜、晶状体、视网膜含有多种隐蔽抗原，眼外伤、手术和理化损伤既可直接引起眼部炎症反应，又可通过导致隐蔽抗原暴露引起自身免疫反应，如交感性眼炎。

（三）临床表现

患者可能会出现眼部疼痛、视力下降、眼压升高、睫状充血、角膜带状变性、角膜后沉着物、房水闪辉、虹膜改变、瞳孔改变、晶状体改变等症状及体征。

（四）治疗方法

使用抗炎药物，如抗生素、抗病毒或抗真菌药物，以控制炎症。使用睫状肌麻痹剂可使瞳孔散大，解除和防治虹膜后粘连。此外，还可解除睫状肌和瞳孔括约肌痉挛，改善血供，减轻疼痛症状。使用激素类、非甾体类药物，以减少房水渗出。

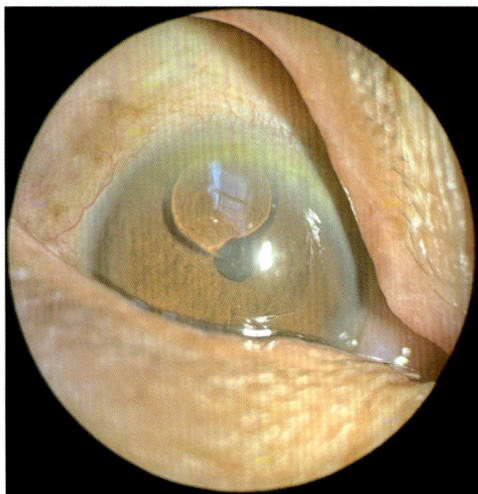

图3-48　前房硅油滴

九、前房硅油滴

（一）硅油滴的定义

前房是眼球内部的一个空间，位于角膜和虹膜之间，充满了房水。硅油作为一种眼内填充物，主要应用于玻璃体视网膜手术中，可以支撑视网膜，保证恢复视网膜的结构和功能。但硅油乳化后，形成硅油滴（图3-48），进入前房，可能会损伤角膜、晶状体，并造成眼压升高等。

(二)术后发生硅油进入前房的原因

1. 硅油注入过多,或在后房压力高于前房压力时,硅油挤断晶状体悬韧带或已经断裂的晶状体悬韧带进入前房,多发生在夜间睡着后意外仰卧的患者。

2. 对有晶状体眼做全玻璃体切割术,将玻璃体前皮质切除后,减弱了对抗硅油进入前房的阻力。

3. 对于无晶状体眼,硅油性瞳孔阻滞是造成硅油进入前房的主要原因。硅油轻于水,油泡具有表面张力,浮在房水之上,易发生瞳孔阻滞,当后房压力增高时,挤压硅油进入前房。

4. 复发性视网膜脱离引起玻璃体腔容积减少,而硅油的容积并没有改变,导致硅油进入前房或者进入视网膜下腔。

5. 由于长期低眼压引起眼球萎缩,眼内容积减少,迫使硅油进入前房。

(三)硅油滴进入前房的危害

1. 损伤角膜:硅油乳化后形成硅油滴,可通过眼内结构进入前房内,贴敷在角膜内皮面,造成角膜损伤,出现角膜变性,甚至角膜混浊,严重时形成大泡性角膜病变,致角膜内皮失代偿,可能会导致患者失明。

2. 损伤晶状体:硅油乳化后,硅油滴可能会贴敷到晶状体表面,造成晶状体损伤,导致晶状体变性、混浊等,从而形成白内障,出现视物模糊症状。

3. 眼压升高:硅油乳化后形成的硅油滴较小、较轻,可以直接进入眼内房水排出的主要通道——小梁网,堵塞小梁网,使房水流出受阻,眼压升高,导致继发性青光眼,造成不可逆的视神经损害。

(四)治疗方法

应视具体情况分别予以处理。视网膜复位良好者可行硅油取出术。视病情需要,不能取出硅油或者不必取出硅油时(眼球萎缩),可单纯行前房内硅油取出:12点位角膜缘穿刺,注入粘弹剂,6点位角膜缘切口,排除硅油,双套管针头抽出粘弹剂,解除房水循环障碍,于6点位行虹膜周切,沟通前后房。

十、瞳孔麻痹

(一)定义

瞳孔麻痹(图3-49)是指瞳孔对光线的反应减弱或消失,不能正常调节大小的眼部疾病。正常情况下，瞳孔会根据光线的强弱自动调节大小，以适应外界环境。但在瞳孔麻痹的情况下，这种自动调节功能会减弱或者消失。

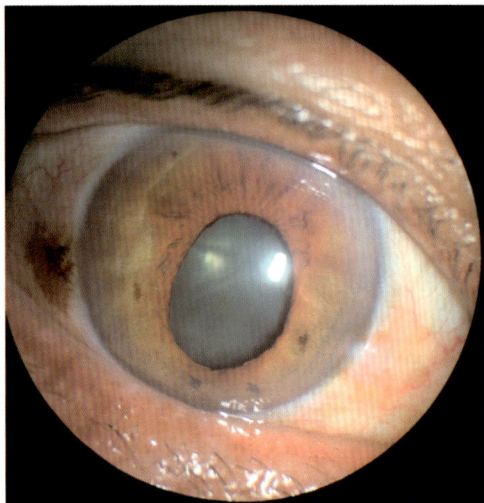

图3-49　瞳孔麻痹

（二）病因

1.眼部疾病：如虹膜炎、青光眼等，这些疾病可能导致瞳孔调节肌肉受损，从而引起瞳孔麻痹。

2.药物作用：某些用于眼科检查或治疗的药物，如阿托品、可卡因、卡巴胆碱等，会影响瞳孔调节肌肉的功能，导致瞳孔麻痹。某些药物中毒也可导致瞳孔麻痹，如急性有机磷农药中毒、肉毒杆菌中毒等。

3.神经系统疾病：如脑炎、脑肿瘤等，这些疾病可能影响调节瞳孔神经的功能，导致瞳孔麻痹。

4.眼部外伤：多为瞳孔括约肌或瞳孔开大肌受到直接损伤。例如，当眼球受到钝挫伤时，瞳孔括约肌可能会受到挤压或撕裂，导致其功能丧失。

（三）临床表现

患者通常表现为瞳孔散大或缩小，不能根据光线调节大小，可出现眼部疼痛、视物模糊、畏光等症状。需要注意的是，瞳孔麻痹的症状可能因个体差异而有所不同。

（四）诊断方法

诊断瞳孔麻痹通常需要进行眼部检查，包括观察瞳孔大小、对光反应、眼底检查、视力测试等,以排除其他眼部疾病。在某些情况下建议患者进行神经系统检查,以排除神经系统疾病。

(五)治疗方法

治疗瞳孔麻痹的方法因病而异。对于眼部疾病引起的瞳孔麻痹,治疗方法通常包括药物治疗、手术治疗等。对于药物引起的瞳孔麻痹,通常会在药物作用消失后逐渐恢复。对于神经系统疾病引起的瞳孔麻痹,治疗方法需要根据患者具体病情进行选择。

(六)预防措施

预防瞳孔麻痹的关键在于避免眼外伤、眼部疾病和神经系统疾病的发生。建议定期进行眼部检查,及时发现并治疗眼部疾病。同时,保持良好的生活习惯和饮食习惯,加强锻炼,提高身体免疫力,也有助于预防神经系统疾病的发生。

十一、瞳孔后粘连

(一)定义

瞳孔后粘连(图3-50)是一种眼部疾病,指瞳孔缘与晶状体前囊之间存在点状或轮辐状粘着,导致瞳孔变形。

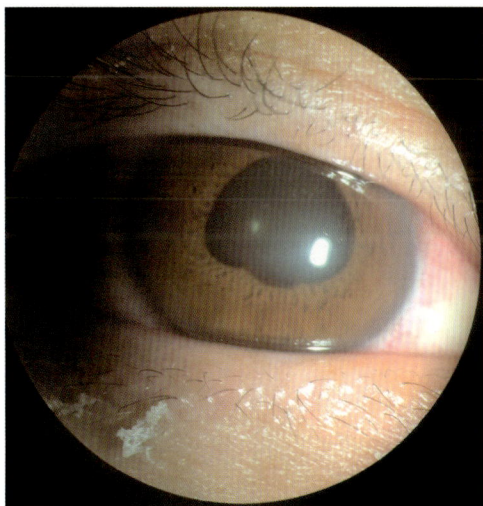

图3-50 瞳孔后粘连

(二)病因

当眼部受到外伤、感染或经过眼部手术后,眼内可发生炎症反应,造成晶状体上皮细胞、虹膜上皮细胞或虹膜基质细胞的增生和肌纤维母细胞化生,引起虹膜后部和晶状体前囊粘连。

(三)临床表现

瞳孔后粘连的严重程度因个体差异而异。部分瞳孔后粘连对视力不会产生太大影响。严重的瞳孔后粘连会导致瞳孔变形、缩小或闭锁,影响光线的进入,从而导致视物模糊。瞳孔全部后粘连则会引起瞳孔阻滞,前后房水不通,导致眼压升高,增加患青光眼的风险。

(四)治疗方法

治疗瞳孔后粘连的方法取决于粘连的严重程度和病因。对于轻微的瞳孔后粘连,可以使用散瞳滴眼液散瞳,解除和防治瞳孔后粘连;使用激素类、非甾体类药物,可以减轻炎症反应,以减少房水渗出来缓解症状。对于严重的瞳孔后粘连,则需要进行手术治疗,如通过激光手术或传统手术分离粘连的组织。

十二、虹膜根部离断

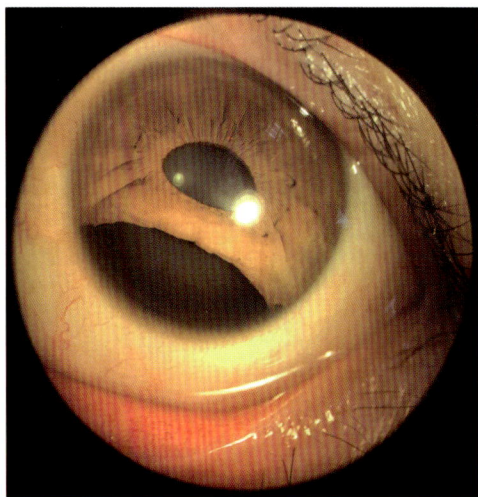

图3-51　虹膜根部离断

(一)定义

虹膜根部离断(图3-51)指的是虹膜与睫状体连接处发生断裂。虹膜根部离断可能导致一系列的症状和并发症,严重影响患者的视力和眼部健康。

(二)病因

虹膜根部离断通常是由外界物体对眼球的撞击导致的,但也可能与眼内炎症、先天性发育异常或眼部手术等因素有关。

(三)临床表现

虹膜根部离断的典型症状包括眼痛、畏光、流泪、视力下降和复视等。在离断处,在裂隙灯上可以看到一个新月形的黑色裂隙,通过裂隙可以看到晶状体周边或睫状体。此外,患者还可能出现瞳孔变形、前房积血等体征。

(四)治疗方法

对于范围较小的离断,通常可以采取保守治疗,如使用左氧氟沙星滴眼液、妥布霉素滴眼液等药物进行治疗,以预防感染和炎症。同时,患者应避免剧烈运动和眼部受伤,以免加重症状。

对于范围较大的离断或伴有严重症状的患者,可能需要进行手术治疗。手术方法包括虹膜根部修复术、瞳孔成形术等,旨在恢复虹膜的完整性和功能,减少并发症的发生。手术后,患者需要定期随访和复查,检查内容包括视力检查、眼压检查、裂隙灯检查、眼底检查及前房角镜检查,以确保眼部健康。

十三、白内障成熟期

(一)定义

白内障成熟期(图3-52)是白内障发展过程中的一个重要阶段。白内障成熟期的时间因人而异,受患者体质、病情严重程度及治疗方式等因素影响,可能会有所不同。一般来说,白内障从初发期到成熟期的过程可能需要数年时间,但也有可能更短或更长。

(二)临床表现

在白内障成熟期,晶状体皮质已经完全混浊,外观上呈现弥漫性乳白色。晶状体的膨胀已经完全消退,前房深度恢复正常,虹膜投影不存在。此时,患者的视力通常会受到严重影响,可能只能感知到光线或者手动等非常基本的视觉信息,但是患者的光定位和色觉是正常的。

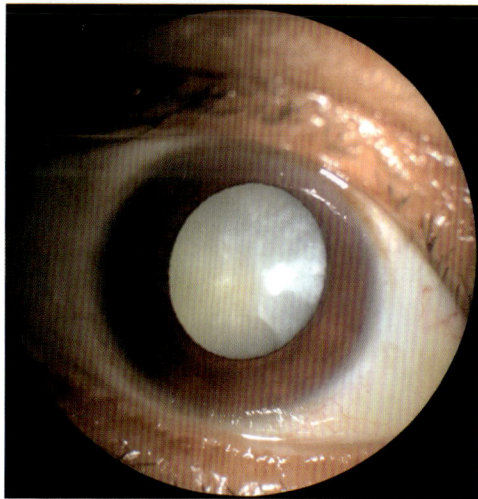

图3-52 白内障成熟期

(三)治疗方法

在白内障成熟期,晶状体囊膜仍保持原有的韧性和张力,此后逐渐向变性发展,患者通常需要接受手术治疗,如白内障超声乳化摘除术联合人工晶状体植入术等。手术的目的是去除混浊的晶状体,恢复患者的视力。手术后,患者需要定期到医院进行复查,以确保眼睛处于良好的恢复状态。

在日常生活中,白内障患者应养成良好的用眼习惯,避免过度用眼和眼部受伤。此外,均衡饮食、保持充足的睡眠等也有助于延缓白内障的发展。

十四、核性白内障

(一)定义

核性白内障(图3-53)特指晶状体核发生混浊的情况。多见于中高度近视患者。在病程发展上,核性白内障的发病相对较早,但进展较慢,可持续数年至数十年。其混浊多由胚胎核开始,渐向成年核发展,由于愈近中心部位色调愈浓,晶状体呈黄色、棕黄色,密度增加。

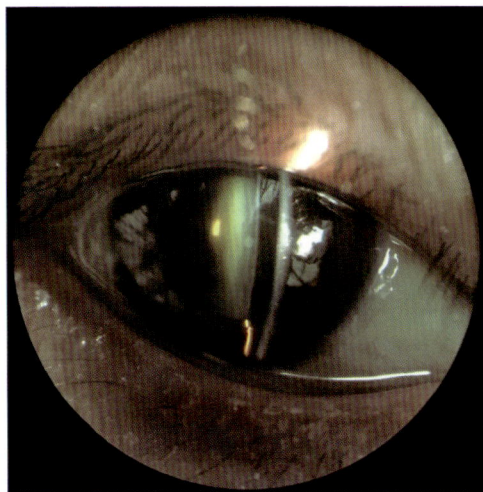

图3-53　核性白内障

(二)病因

核性白内障的发病原因可能与年龄增长、维生素和微量元素的缺乏、紫外线照射、缺氧等因素有关。

(三)临床表现

核性白内障的主要症状包括远视力下降、对光线敏感,视近视力较好等。

(四)治疗方法

对于轻微症状的患者,定期随访即可。一般建议多休息、注意用眼情况,避免长时间过度用眼。对于病情严重的患者,可选择手术治疗,通过摘除混浊的晶状体核并植入人工晶状体来改善视力。

十五、人工晶状体脱位

(一)人工晶状体脱位原因

人工晶状体脱位(图3-54)通常发生在人工晶状体植入术后,原因有很多,发生时间也不定。人工晶状体脱位的原因大致包括三类。

1. 手术因素:术中操作不当,手术技术不过关,术后护理不佳等。

2. 眼外伤:术眼受到直接或间接暴力作用。

3. 炎症反应:如葡萄膜炎、视网膜炎等。

4. 其他原因:囊袋皱缩综合征、假性囊膜剥脱综合征都有可能导致悬韧带问题出现人工晶状体脱位。

其中,手术操作不当是最常见的原因,如果手术过程中人工晶状体的位置没有放置正确,或者固定得不够牢固,很可能导致人工晶状体脱位。

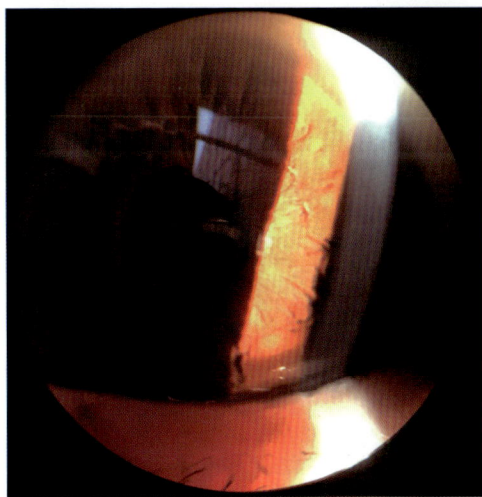

图3-54 人工晶状体脱位

(二)临床表现

人工晶状体脱位的临床表现有视力下降、眼部不适、散光加重、幻视或畸像、眼压升高等。这些症状可能会影响患者的日常生活和工作。因此，一旦出现这些症状，应及时就医进行检查和治疗。

(三)治疗方法

对于人工晶状体脱位的治疗，通常需要根据脱位的程度，制订个体化治疗方案。人工晶状体在囊袋内轻微移位、不影响视力时，可暂不处理，密切观察即可。人工晶状体脱位到玻璃体时，应及时将人工晶状体取出，如取出不及时，会出现玻璃体视网膜增殖性改变，严重者可出现视网膜脱离。人工晶状体脱位到前房或者夹持在瞳孔区，会导致视力下降，出现单眼复视、眼胀、头痛等眼压增高的症状。此时需取出脱位的人工晶状体，择期再次植入，或者重新固定脱位的人工晶状体。

在人工晶状体植入手术治疗后，患者需要注意眼部卫生，避免剧烈运动，以免影响手术效果。同时，患者还需要定期进行眼部检查，以确保人工晶状体的位置稳定，及时发现并处理任何异常情况。

十六、囊袋皱缩综合征

(一)定义

囊袋皱缩综合征(capsular contraction syndrome, CCS)(图 3-55)是指人工晶状体囊袋植入后，以晶状体囊袋赤道部直径的缩小为特征，伴有晶状体前囊纤维化和撕囊区面积缩小的一种综合征。

(二)病因

囊袋皱缩综合征是白内障术中的连续环形撕囊术引起的一种并发症。撕囊孔直径越小，晶状体前囊膜混浊和皱缩越明显。另外，手术创伤、IOL材料的刺激、术后炎症反应等

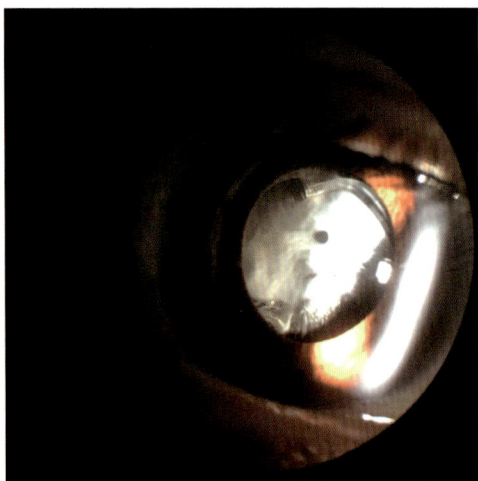

图 3-55 囊袋皱缩综合征

也会导致囊膜发生收缩和后囊混浊。

(三)临床表现

1. 人工晶状体偏中心及倾斜:在囊袋的不对称收缩过程中,当人工晶状体襻的弹性不能抵抗囊袋收缩时,囊袋就会压迫晶状体,不均匀的囊袋收缩造成人工晶状体光学部偏离中心或者倾斜,导致复视、眩光和视力障碍。

2. 远视:囊袋的收缩使人工晶状体位置后移,远点随之后移,从而产生远视漂移。

3. 眩光:囊袋收缩使后囊皱褶,具有马氏杆效应,可产生眩光。

(四)治疗方法

Nd:YAG激光是目前治疗CCS最理想的方法。当囊袋收缩而出现后囊明显皱褶时,可行Nd:YAG激光后囊切开术;当撕囊口缩小至小于瞳孔区面积且伴前囊纤维化时,可行前囊Nd:YAG激光四象限放射状切开。囊袋严重收缩、前囊纤维化增生明显、原撕囊口消失且伴严重的人工晶状体偏位时,可手术行前囊膜切开并调整人工晶状体的位置。

(五)预防措施

某些合并糖尿病、视网膜色素变性、高度近视、葡萄膜炎及眼外伤等的患者,应注意手术操作应轻柔;术后应适当应用皮质类固醇激素及前列腺素抑制剂,以减少或控制炎症。人工晶状体的材料及设计与囊袋收缩的关系很大,撕囊直径应在5~6 mm,以其边缘覆盖人工晶状体光学部0.5 mm为佳。对于高危人群,前囊口放射切开,植入囊袋张力环也有一定的作用。

十七、玻璃体疝

(一)定义

玻璃体疝(图3-56)是指玻璃体经瞳孔区域向前房凸出,或者经过白眼球的伤口凸出。

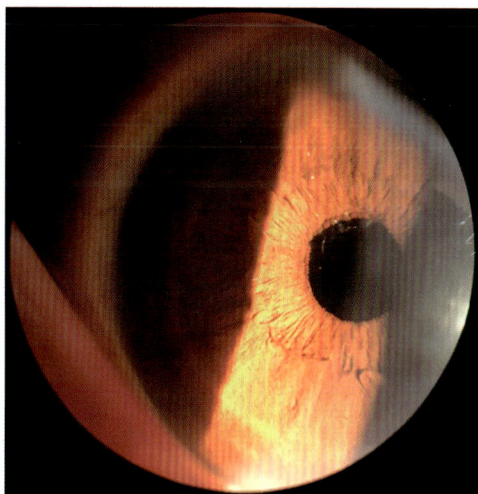

图3-56 玻璃体疝

(二)病因

玻璃体疝通常发生在白内障手术或其他眼部手术后，尤其是白内障囊内摘除术中后囊破裂或悬韧带断裂等并发症时，玻璃体疝与角膜内皮接触时易引起角膜水肿、混浊。此外，当眼球受到外伤时，也可能导致玻璃体疝的发生。

(三)临床表现

玻璃体疝的临床表现包括视力下降、眼部疼痛、头痛、瞳孔变形等。当玻璃体疝与角膜内皮接触时，可能会导致角膜水肿和混浊，严重时可能影响视力。此外，如果玻璃体疝嵌顿在手术切口或伤口处，可能会导致手术切口或伤口愈合延迟，瞳孔区充满玻璃体，出现瞳孔阻塞，继发青光眼。部分患者可出现玻璃体黄斑牵拉，形成黄斑水肿或视网膜裂孔及视网膜脱离等严重并发症，出现眼痛或视力下降等症状。

(四)治疗方法

对于玻璃体疝的治疗，首先需要明确患者的具体症状和病因。轻度玻璃体疝可能无须特殊治疗，而重度玻璃体疝则需要手术干预。手术方法包括前房穿刺、玻璃体切割等，旨在恢复眼部的正常解剖结构和功能。

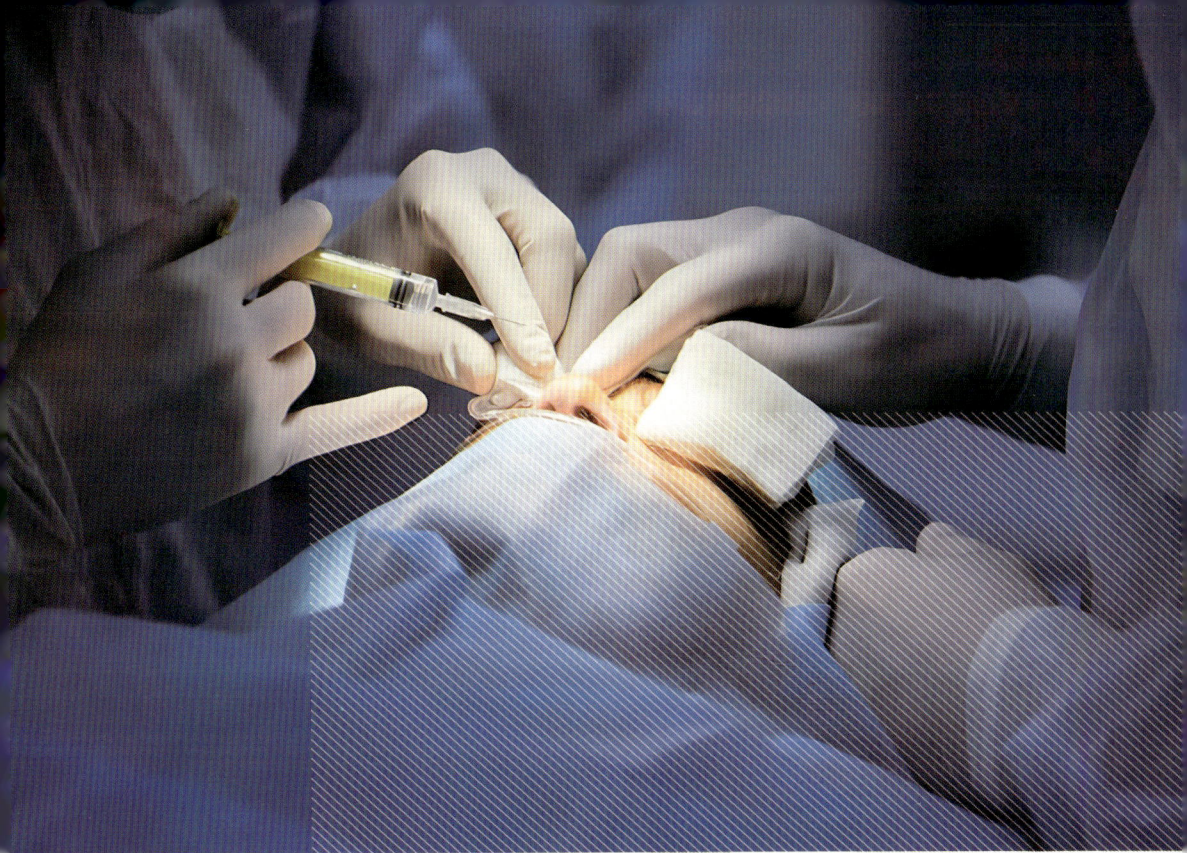

第四章
治疗和手术技术

第一节　翼状胬肉手术

一、定义

翼状胬肉手术(图4-1)主要是指翼状胬肉的切除手术。当翼状胬肉进行性遮盖部分或全部瞳孔,影响视力、眼球运动及美观时,可进行此项手术。

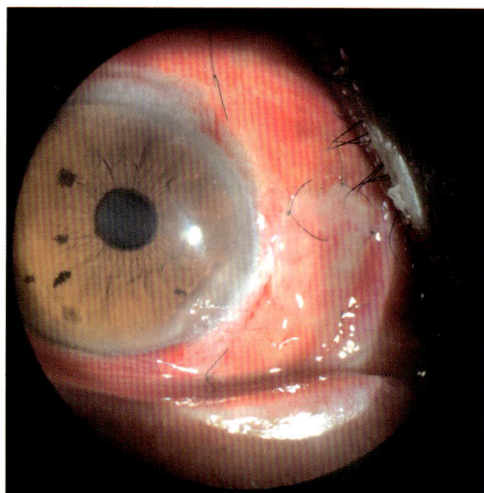

图4-1　翼状胬肉手术

二、适应证

1. 翼状胬肉进行性发展,侵犯角膜,影响视力。
2. 翼状胬肉影响眼球运动。
3. 翼状胬肉妨碍角膜移植或白内障等手术时。

三、禁忌证

1. 眼部存在活动性感染或炎症,如结膜炎、角膜炎等,需要在感染得到控制后再考虑手术。

2.患者全身情况较差,不能耐受手术者,如有严重的心脏病、高血压等。

3.患有严重的眼部疾病,如严重的角膜病变、青光眼等。

4.翼状胬肉较小且处于静止期,对视力及眼部功能无明显影响时,一般不建议手术。

四、优点

1.改善视力:通过切除翼状胬肉组织,可以减少其对角膜的遮挡,从而改善患者的视力。

2.缓解眼部不适:翼状胬肉手术可以减轻患者眼部的不适感,如异物感、刺痛等。

五、缺点

1.术后复发:虽然手术可以降低复发率,但仍存在一定的复发风险。复发可能与个体差异、手术技术、术后护理等因素有关。

2.术后感染:任何手术都存在感染的风险,翼状胬肉手术也不例外。术后需要严格遵循医嘱,使用抗生素预防感染。

3.术后眼部不适:部分患者术后可能出现眼部疼痛、充血、流泪等不适症状,这些通常会在短时间内逐渐缓解。

4.瘢痕形成:手术切口在愈合过程中可能形成瘢痕,影响眼部外观。

六、手术流程

1.术前准备:术前进行全面的眼部检查,包括视力测试、验光、眼压检查、角膜地形图检查等,以确保手术的安全性和有效性。

2.麻醉:通常采用局部麻醉。

3.手术操作:根据翼状胬肉的大小、位置和浸润深度,选择合适的手术方式。常见的有翼状胬肉单纯切除、翼状胬肉切除联合组织移植(包括自体结膜移植、羊膜移植等)等。在手术过程中,剥离和切除翼状胬肉组织,并尽量保留健康的角膜和结膜组织。

4.止血与缝合:切除翼状胬肉后,将自体结膜移植于手术切除暴露区,进行点对点地止血缝合。

5.术后护理:术后予以抗感染和眼表修复滴眼液,1~2周后拆线,常规门诊随访。

第二节　角膜绷带镜

一、定义

角膜绷带镜(图4-2)是一种特殊的角膜接触镜,通常由高透氧性材料制成,如硅水凝胶或含水量高的软性材料,能够紧密贴合在角膜表面,起到保护角膜和治疗的作用。角膜绷带镜在眼科临床中被广泛应用,主要用于保护角膜、促进角膜上皮修复、减轻眼部疼痛和异物感等。

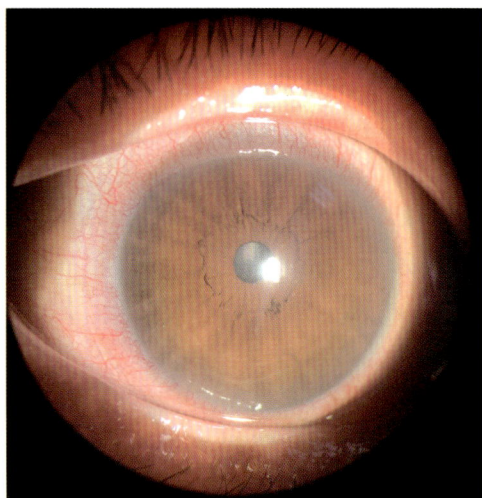

图4-2　角膜绷带镜

二、适应证

1. 角膜上皮缺损:包括各种原因导致的角膜上皮剥脱、点状角膜炎等。

2. 角膜手术:如准分子激光手术等,用于保护手术区域,促进上皮愈合。

3. 神经麻痹性角膜炎:如疱疹性角膜炎、暴露性角膜炎等,绷带镜可以减少瞬目次数,保护角膜。

4. 轻度、中度干眼症:绷带镜可以保持角膜湿润,减少泪液蒸发,缓解干眼症状。

5. 眼部化学烧伤或热烧伤:保护受损角膜,减轻疼痛,促进上皮修复。

三、禁忌证

1. 活动性眼部感染:如角膜炎、结膜炎等,应先控制感染后再考虑使用。

2. 重度干眼症:绷带镜可能加重干眼症状,应在充分润湿眼部后使用。

3. 角膜新生血管:绷带镜可能加重角膜新生血管的形成。

4. 已知对材料过敏:如对绷带镜材料过敏的患者禁用。

5. 无法配合的患者:如儿童、精神异常等无法配合佩戴和护理的患者。

四、优点

1. 保护角膜:绷带镜能够紧密贴合在角膜表面,形成一层保护膜,防止外界刺激和感染。

2. 促进角膜上皮细胞修复:绷带镜下的湿润环境有利于角膜上皮细胞的生长和修复。

3. 减轻眼部疼痛:绷带镜可以减少瞬目次数,减轻眼部疼痛和异物感。

4. 使用方便:绷带镜操作简单,患者容易适应,且不影响日常生活和工作。

5. 减少用药次数:佩戴绷带镜后,可以适当减少抗生素滴眼液和人工泪液的使用次数。

五、缺点

1. 眼部不适:初次佩戴绷带镜时,患者可能会感到眼部不适,如异物感等。

2. 佩戴时间限制:绷带镜的佩戴时间不宜过长,一般最长可以佩戴21天,否则可能导致角膜缺氧或水肿。

3. 成本较高:绷带镜一般需要自费,价格相对较高。

六、手术流程

1. 术前准备:详细询问患者的病史和过敏史,确保患者符合绷带镜的适应证。向患者解释绷带镜的作用和佩戴方法,获得患者的配合。准备所需的器械和材料,包括绷带镜、生理盐水、消毒剂等。

2. 眼部清洁与麻醉:清洁患者的眼部,去除分泌物和异物。根据需要,可以在角膜表面滴入适量的麻醉药物,以减少佩戴时对眼部的刺激。

3. 佩戴绷带镜：将绷带镜放置在患者的角膜表面，轻轻调整位置，使其紧密贴合在角膜上。确保绷带镜的位置正确，以免引起患者眼部不适。告知患者如有任何不适或异常症状，应及时就医。定期随访患者，观察绷带镜的佩戴情况和角膜愈合情况，及时调整治疗方案。

第三节　角膜塑形术

一、定义

角膜塑形术（图4-3）是一种非手术性的眼科治疗方法，也是当前防控近视的主流手段。通过使用特殊设计的透明硬性透氧性隐形眼镜（通常称为角膜塑形镜或OK镜），在睡眠期间佩戴以改变角膜曲率，从而达到矫正视力的目的。在早晨醒来后视力改善效果最为显著，并可在白天维持。

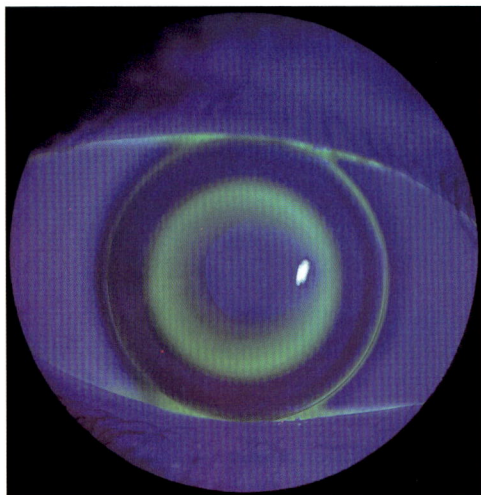

图4-3　角膜塑形术

二、适应证

1. 轻度至中度近视：角膜塑形术主要用于矫正近视，矫正范围为-1.00D至-6.00D

的近视。

2. 白天不想或不能佩戴眼镜:对于因工作、生活需要或其他原因,不想在白天佩戴眼镜的人来说,角膜塑形术是一个很好的选择。

3. 控制近视进展:研究表明,角膜塑形术可能有助于减缓儿童和青少年近视的进展。

三、禁忌证

1. 眼部疾病:如角膜炎、结膜炎、干眼症等。

2. 角膜异常:如角膜过薄、角膜曲率异常等。

3. 高度近视:通常指超过-6.00D的近视。

4. 无法遵循医嘱或不能保持镜片卫生:角膜塑形术需要患者能够严格遵守眼科医生的建议和保持镜片的清洁卫生。

5. 年龄过小:由于儿童眼球发育尚未稳定,因此通常不建议对年龄过小的儿童施行角膜塑形术,一般用于8岁以上儿童和青少年。

四、优点

1. 非手术性:不需要进行手术,风险相对较低。

2. 可逆性:一旦停止使用塑形镜,角膜会逐渐恢复到原始状态。

3. 白天自然清晰视力:每天佩戴8～10 h,在睡眠期间矫正视力,白天无须佩戴框架眼镜或隐形眼镜。

4. 有助于防控近视:通过塑形改变角膜曲率,产生周边离焦,对于儿童和青少年来说可能有助于减缓近视的进展。

五、缺点

1. 需要长期使用:为了维持矫正效果,需要长期使用塑形镜。

2. 可能出现眼部不适:初期使用时,可能会出现眼部不适、视力波动或轻度角膜水肿。

3. 需要定期随访和更换镜片:患者需要定期随访,并确保镜片的清洁卫生。镜片价格相对较高,需要定期更换。

六、手术流程

1. 咨询与评估：首先，对患者进行一系列眼部检查，以评估其是否适合进行角膜塑形术。向患者详细解释手术过程、预期效果及可能存在的风险。

2. 镜片订制：根据患者的角膜曲率、近视度数等，订制适合的塑形镜。

3. 使用指导：指导患者如何正确佩戴和取下塑形镜，以及如何清洁和保存镜片。

4. 佩戴角膜塑形镜：患者在睡眠期间佩戴塑形镜，通常持续 8～10 h。早晨醒来后，患者可以取下塑形镜，并在白天享受自然清晰的视力。

5. 定期随访：患者需要定期进行随访，以确保矫正效果和眼部健康，根据需要和医嘱调整镜片。

第四节　Nd:YAG激光虹膜周边切开术

一、定义

Nd:YAG激光虹膜周边切开术（图4-4）是一种眼前节激光治疗，旨在通过

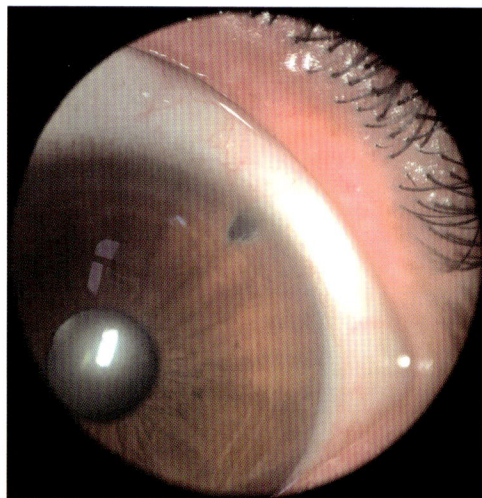

图4-4　Nd:YAG激光虹膜周边切开术

Nd∶YAG激光在虹膜上贯穿一个通道,造成前后房通畅,以促进房水流动,从而治疗或预防某些眼部疾病,如浅前房、房角狭窄等。

二、适应证

1. 瞳孔阻滞:当虹膜前表面与晶状体前囊接触,阻止房水从前房流向后房时,发生瞳孔阻滞,导致眼压升高。

2. 瞳孔膜闭:炎症、眼外伤或某些眼部手术导致瞳孔粘连,阻碍房水流动。

3. 青光眼:某些容易引起青光眼的体征如浅前房、房角狭窄等,治疗后有助于控制眼压、预防青光眼的发作。

三、禁忌证

1. 活动性眼内炎症:如虹膜炎、葡萄膜炎等。

2. 眼前节结构异常:如角膜病变、晶状体脱位等。

3. 预期术后视力不佳:其他眼部疾病或损伤导致视力严重下降,且预期术后视力不佳。

四、优点

1. 快速降低眼压:对于急性青光眼等紧急情况,可以有效地降低眼压。

2. 操作简便:相比其他复杂的眼部手术,该手术通常更容易操作。

3. 可重复性:如果需要,可以在不同的时间点重复虹膜贯穿术。

五、缺点

1. 并发症风险:手术可能导致虹膜出血、炎症、粘连等并发症。

2. 视力下降:手术可能导致视力下降,尤其在手术不当或术后管理不善的情况下。

六、手术流程

1. 术前准备:详细评估患者的眼部情况,确保手术适应证,并排除禁忌证。向患者解释手术过程、风险和预期结果。术前1 h滴入1%毛果芸碱滴眼液以缩小瞳孔、平整虹膜面。

2. 麻醉:使用表面麻醉滴眼液点眼,安放激光虹膜切除镜于上下睑间结膜囊内。

3. 手术操作:在11点或1点位置行中周部虹膜切除,同时考虑上睑所处位置和老年环程度。避免在12点的方位切除,因气泡易聚集在该处,妨碍激光的完成。对准预定切口中心击射,多脉冲用2~6 mJ,单脉冲用4~8 mJ,重复击射直至虹膜切透,看到后房水涌出。

4. 术后观察:激光手术结束后,应继续压迫接触镜一会儿,再渐渐减少压力,直至取下接触镜,这样有助于减少虹膜出血。治疗后进行常规眼压和裂隙灯等检查,关注激光后2 h、4 h眼压,及时发现问题并对症处理。

5. 术后管理:包括使用抗炎滴眼液,定期随访监测眼压和视力,以及根据需要调整治疗方案。

第五节　飞秒激光制瓣联合准分子激光角膜原位磨镶术

一、定义

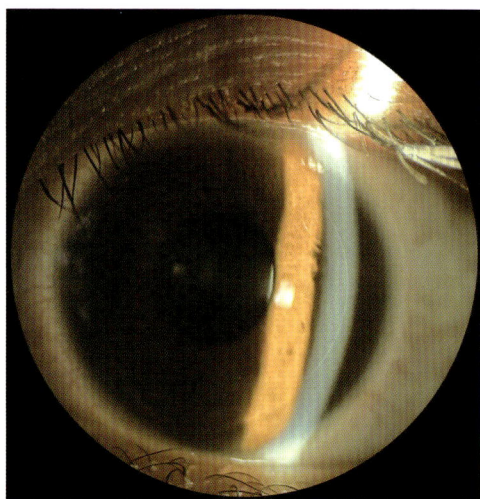

图4-5　飞秒激光制瓣联合准分子激光角膜原位磨镶术

飞秒激光制瓣联合准分子激光角膜原位磨镶术(FS-LASIK)(图4-5),是一种利用飞秒激光和准分子激光联合进行的角膜屈光手术。这种手术主要用于矫正近视、远视和散光等屈光不正问题。

二、适应证

1. 年龄在18~50岁。

2. 近视度数在-1.00D至-12.00D,散光度数不超过-6.00D,远视度数在+1.00D至+6.00D,近视度数稳定两年以上。

3. 角膜厚度适宜,能够满足手术要求。

4. 无活动性眼部疾病,如角膜炎、青光眼、虹膜炎等。

5. 无影响手术的全身性疾病,如糖尿病、免疫性疾病等。

三、禁忌证

1. 眼部存在活动性炎症或感染。

2. 有圆锥角膜或疑似圆锥角膜。

3. 角膜厚度不足或形态不适合手术。

4. 患重度干眼症或其他严重角膜疾病。

5. 患有全身性疾病,如糖尿病、免疫性疾病等,且未得到控制。

6. 妊娠期或哺乳期的女性。

7. 近期有眼部手术或创伤史。

四、优点

1. 精度高:飞秒激光的精度极高,可以精确地切割角膜组织,减小手术误差。

2. 恢复快:手术创伤小,恢复时间短,患者术后视力稳定。

3. 并发症少:高精度手术极大地减小了出现并发症的可能性。

4. 适用范围广:适用于大部分近视、远视和散光患者。

五、缺点

1. 手术费用较高:飞秒激光设备价格昂贵,需使用飞秒激光设备和准分子激光设备接力完成手术,因而手术费用相对较高。

2. 角膜生物力学改变:由于需要制作角膜瓣,因此半飞秒激光手术对角膜的生物力学结构破坏较全飞秒手术大。这可能会导致术后角膜的稳定性下降,增加受到外伤后角膜瓣移位或丢失的风险。

3. 术后可能出现不适症状:手术后,部分患者可能会出现一些不适症状,如眼睛干涩、疼痛、流泪等。以上症状通常会在手术后逐渐减轻。

六、手术流程

1. 术前准备:术前进行详细的眼部检查,包括视力检查、角膜厚度检查、角膜曲率检查、角膜地形图检查、眼底视网膜检查等,以确定患者是否适合手术。同时,向患者介绍手术过程、风险和预期效果,并签署手术同意书。

2.手术过程:①麻醉。清洁患者眼部,滴用麻醉滴眼液,等待手术。②制瓣。使用飞秒激光器在角膜上制作一个带蒂的角膜瓣。③切割。掀开角膜瓣,使用准分子激光器对角膜基质层进行切削及角膜形态调整。④复位。切削完成后,复位角膜瓣。

3.术后护理:手术后,患者需要避免剧烈运动和揉眼等行为,以免对手术效果造成影响。滴用抗炎滴眼液和人工泪液等药物,定期复查。

第六节　飞秒激光小切口透镜取出术

一、定义

飞秒激光小切口透镜取出术(图4-6),简称全飞秒(SMILE)手术,是一种先进的角膜屈光手术,它利用飞秒激光在角膜基质层内制作一个微透镜并通过2 mm左右的微小切口将其取出,从而改变角膜的屈光状态,达到矫正近视、散光的目的。

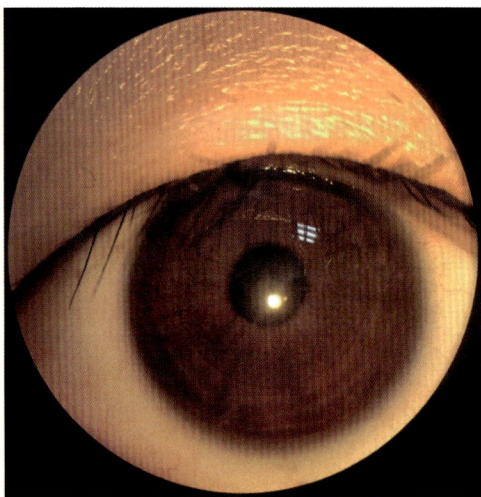

图4-6　飞秒激光小切口透镜取出术

二、适应证

1. 年龄一般在18～50岁,近视度数在-1.00D至-9.00D,散光度数在±6.00D以下。

2. 角膜厚度足够,角膜曲率在正常范围内。

3. 无活动性眼病,如角膜炎、青光眼等。

4. 近两年屈光度数稳定,有摘镜需求。

三、禁忌证

1. 患有圆锥角膜、青光眼、角膜内皮病变等眼病。

2. 眼部有活动性炎症或感染。

3. 矫正视力极差的重度弱视患者。

4. 患有影响伤口愈合的全身严重性疾病,如糖尿病、自身免疫性疾病等。

5. 妊娠期或哺乳期妇女。

6. 有心理障碍或期望值过高的患者。

四、优点

1. 手术切口小,仅为2 mm左右,减少了手术创伤,降低了并发症的发生风险。

2. 手术过程中无须制作角膜瓣,避免了因制作角膜瓣可能引起的并发症,如瓣下浑浊、瓣移位等。

3. 手术时间短,恢复快,患者舒适度高。

4. 视觉质量稳定,矫正范围广,适用于多种屈光不正。

五、缺点

1. 手术设备昂贵,不是所有医疗机构都能开展。

2. 对手术医生的技术要求较高,需要经验丰富的专业眼科医生进行操作。

3. 虽然手术风险较低,但仍存在出现手术并发症的可能性,如干眼症、屈光回退等。

六、手术流程

1. 术前检查:包括视力检查、验光、角膜地形图检查、角膜厚度测量等,确保手术的安全性和有效性。

2. 手术准备：清洁患者眼部，滴用麻醉滴眼液，等待手术。

3. 手术操作：使用飞秒激光在角膜基质层制作微透镜，并通过2 mm切口将其取出。

4. 术后观察：患者留在手术室内观察一段时间，确保无异常情况后再离开。

5. 术后复查：术后1天、1周、1个月、3个月、6个月进行复查，确保手术效果稳定。

第七节　放射状角膜切开术

一、定义

放射状角膜切开术（图4-7）是一种通过对角膜进行放射状切开，来改变角膜曲率，达到矫正近视的手术方式。

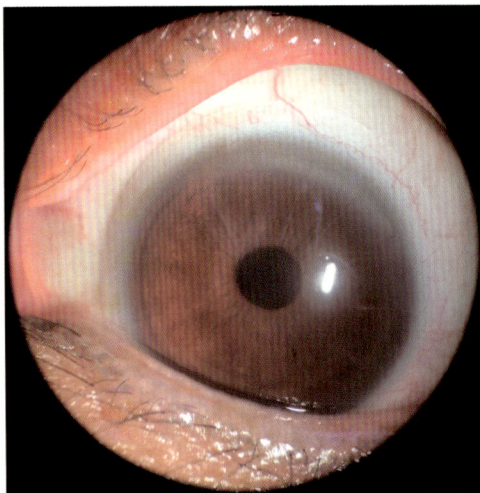

图4-7　放射状角膜切开术

二、适应证

1. 轻度至中度近视：手术主要适用于近视度数在-2.00D至-6.00D的患者。

2. 近视度数稳定：患者近视度数在过去1～2年应保持稳定，没有明显的增长。

3. 角膜厚度适中：角膜厚度足够，以确保手术安全。

4. 年龄:通常适用于18~45岁的成年人。

三、禁忌证

1. 角膜过薄:角膜厚度不足以承受手术。

2. 角膜疾病:患有角膜炎、角膜营养不良、圆锥角膜等疾病。

3. 眼部炎症或感染:如结膜炎等。

4. 眼部手术史:如之前进行过角膜移植或其他眼部手术。

5. 全身性疾病:如糖尿病、结缔组织病等,可能影响伤口愈合。

6. 妊娠期和哺乳期:由于激素水平的变化,可能影响手术效果。

7. 心理不稳定或期望值过高:患者对手术效果有不切实际的期望或心理不稳定,不适宜进行手术。

四、优点

1. 成本较低:属于非激光手术,不需要昂贵的激光设备,手术成本相对较低。

2. 操作简便:手术时间短,操作相对简便。

3. 效果持久:手术一旦成功,效果通常可以持续数年。

五、缺点

1. 存在手术风险:包括眼部感染、出血等。

2. 可能出现视力波动:手术后可能出现短期内的视力波动或不稳定。

3. 可能发生矫正过度或不足:手术可能矫正过度或不足,导致患者仍然需要配戴眼镜。

六、手术流程

1. 术前准备:详细评估患者的眼部情况,包括角膜厚度、角膜曲率、近视度数等。排除手术禁忌证,确保手术安全。对患者进行术前教育,解释手术过程、风险和预期效果。术前使用抗生素滴眼液预防感染。

2. 手术操作:①局部麻醉。使用表面麻醉剂滴眼液进行局部麻醉。②清洁和消毒。清洁眼部并用消毒剂消毒。③制作切开。以视轴为中心,用视区定位标记器定中央视区;用切口标记器定切口数量及位置;用巩膜固定器固定眼球,钻石刀沿切口标记在角膜上做一系列径向的切开。切开的深度和数量根据患者的具体情况而定。④检查和调整。通过显微镜观察切开的情况,确保切开的位置和深度符合要求。⑤结束手术。清理手术区域,涂抹抗生素眼膏并包扎眼部。

3. 术后护理:使用抗生素滴眼液和眼膏预防感染。避免剧烈运动和揉眼,以免影响伤口愈合。术后定期到眼科进行复查,观察角膜愈合情况和视力变化。

4. 术后随访:随访时间通常持续数月至数年,确保患者的视力稳定并处理出现的并发症。

第八节　角膜移植手术

一、定义

角膜移植手术(图4-8)是一种用健康的角膜组织替换患者混浊、变性、感染等病变的角膜,达到治疗角膜疾病、提高患眼视力、恢复解剖结构和改善外观的手术。手术类型包括:穿透性角膜移植,以全层(即包含所有5层)正常角膜代替全层病变角膜的手术;板层角膜移植,切除角膜前面的病变组织之后进行部分厚度的角膜移植手术;角膜内皮移植,是治疗角膜内皮病的主要手术方法,可保留正常的角膜上皮和基质,仅去除病变的内皮层及部分基质层。

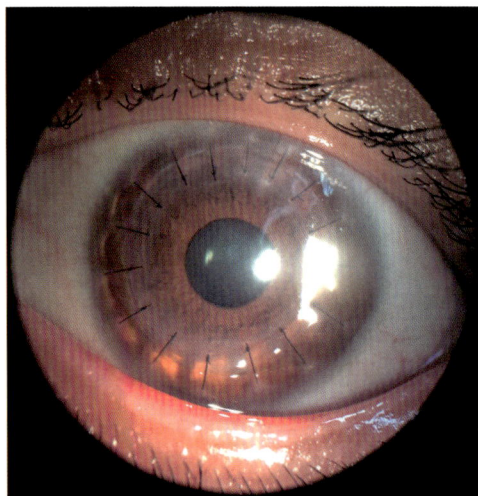

图4-8　角膜移植手术

二、适应证

角膜移植手术适用于多种情况,包括但不限于:

1. 圆锥角膜、免疫性角膜炎、角膜肿瘤、角膜瘘、角膜葡萄肿等。

2. 各种原因所致的角膜炎及角膜瘢痕(细菌、真菌、病毒或棘阿米巴感染所致的角膜炎,角膜化学伤、热灼伤、爆炸伤及沙眼等所致的角膜瘢痕),中央光学区角膜全层混浊,光定位准确。

3. 角膜溃疡范围较大、侵犯较深,久治不愈,药物治疗失败,有穿孔危险或向中央侵犯的蚕食性角膜溃疡者当立即进行角膜移植。

4. 各种角膜营养不良和变性、角膜内皮细胞功能失代偿等。

5. 失明的角膜白斑患者,旨在改善外观。

三、禁忌证

1. 眼部活动性感染。

2. 严重的全身性疾病,如未控制的糖尿病、高血压等。

3. 免疫功能低下或亢进。

4. 眼部结构异常,如小眼球、无晶状体眼等。

5. 预期术后视力恢复不佳或患者无法接受手术风险。

四、优点

1. 恢复或改善视力:通过替换病变的角膜组织,可以恢复或改善患者的视力。

2. 治疗效果显著:对于许多角膜疾病,角膜移植手术是不错的治疗方法。

3. 手术技术成熟:随着医学的发展,角膜移植手术已经成为一种相对成熟和安全的手术。

五、缺点

1. 存在手术风险:包括眼部感染、出血、出现移植物排斥反应等。

2. 供体较少:健康的角膜组织来源较少,患者可能需要等待。

3. 移植物透明度问题:移植物可能会出现混浊或水肿,影响视力恢复。

4. 需要长期随访:手术后需要定期随访和药物治疗,以确保移植物的健康和视力的稳定。

六、手术流程

1. 术前准备:包括眼部检查、全身检查、手术适应证和禁忌证的评估、选择合适的供体角膜等。

2. 手术操作:手术通常采用局部麻醉,有时也需要全身麻醉。手术通常在显微镜下进行,切除病变的角膜组织,并将供体角膜缝合到患者的眼球上。

3. 术后处理:手术后患者需要住院观察一段时间,以确保手术成功,眼部没有出现并发症。同时,患者需要使用抗生素滴眼液、抗排斥药物等进行治疗。手术后需要定期随访,以确保移植物的健康和视力的稳定。根据患者的恢复情况调整治疗方案。

第九节　角膜交联手术

一、定义

角膜交联手术(图4-9)是使用波长为370 nm的紫外线,激活核黄素(一种光敏感剂),使其转化成活性氧族,活性氧族再诱导角膜胶原纤维的氨基之间发生化学交联反应,使角膜胶原纤维直径增粗,提高角膜基质对多种降解酶作用的抵抗力等多重生物学效应,从而使角膜基质的机械强度增加的手术方式。

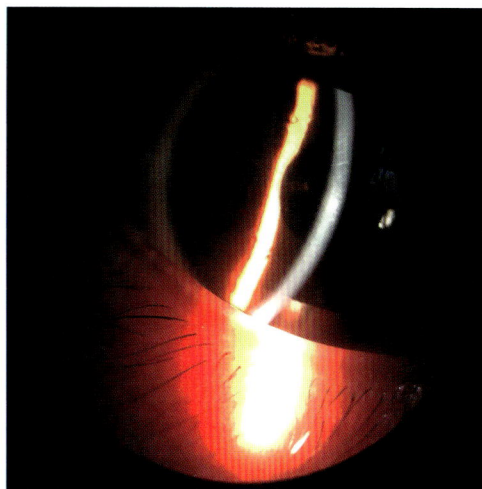

图4-9　角膜交联手术

二、适应证

1. 圆锥角膜病变初发期。

2. 继发性圆锥角膜。

3. 角膜后膨隆、角膜炎、角膜溃疡、大泡性角膜病变等导致角膜变薄的眼病。

4. 角膜厚度低于500 μm、角膜曲率最高大于46 D的患者。

5. 角膜本身有异常,如新生血管翳、瘢痕等患者在接受角膜屈光手术(如全飞秒SMILE手术、准分子激光手术及全激光角膜表层手术)时。

三、禁忌证

1. 眼部活动性感染或炎症。

2. 角膜厚度不足,因为手术可能会进一步减薄角膜。

3. 患有严重的全身性疾病,如未控制的糖尿病或高血压。

4. 妊娠期或哺乳期妇女。

5. 对手术中所用药物成分过敏的患者。

四、优点

1. 非侵入性:手术不需要切除或替换角膜组织,风险相对较低。

2. 增强角膜稳定性:通过增加角膜的硬度和抵抗力,可以有效减缓或阻止角膜的进一步扩张。

3. 保持角膜透明性:手术不会影响角膜的透明性,因此不会对视力产生负面影响。

五、缺点

1. 治疗效果有限:虽然手术可以增强角膜的稳定性,但并不能完全逆转角膜扩张的过程。

2. 需要多次治疗:为了达到最佳效果,患者可能需要接受多次手术治疗。

3. 可能出现术后不适:手术后患者可能会出现眼睛疼痛、对光敏感等不适症状。

六、手术流程

1. 术前准备:对患者的眼部进行详细检查,确保手术适应证并排除禁忌证。同时,术前患者需要签署手术同意书。

2. 去上皮角膜交联术:采用机械法刮除角膜中央区上皮后30 min内,每3 min用0.1%等渗核黄素溶液滴眼,观察到角膜全层黄染后用平衡盐溶液冲洗,紧接着设定370 nm波长的紫外线A,能量密度维持在3～5 mw/cm²,照射光束直径为9 mm,照射距为5 cm,照射角膜黄染区30 min,术中必要时继续点滴等渗溶液。照射结束后可佩戴角膜接触镜并用滴眼液点眼治疗，待角膜上皮修复后摘除软镜。

3. 经上皮角膜交联术：通过各种方式让核黄素透过角膜上皮屏障进入角膜基质层，然后采用与经典去上皮角膜交联术相同的照射能量、时间及距离进行角膜交联。

4. 术后处理：手术后，开具抗生素滴眼液和止痛药，以预防感染和缓解术后不适。患者应注意眼部卫生，防止眼部进水，饮食宜清淡。

第十节　Ahmed青光眼引流阀植入术

一、定义

Ahmed青光眼引流阀植入术（图4-10）是一种用于治疗难治性青光眼的手术。该手术通过在眼球巩膜上植入一个特制的引流阀，创建一个新的房水流出通道，使眼内的房水能够引流至眼球外部，从而降低眼压，控制青光眼病情的发展。

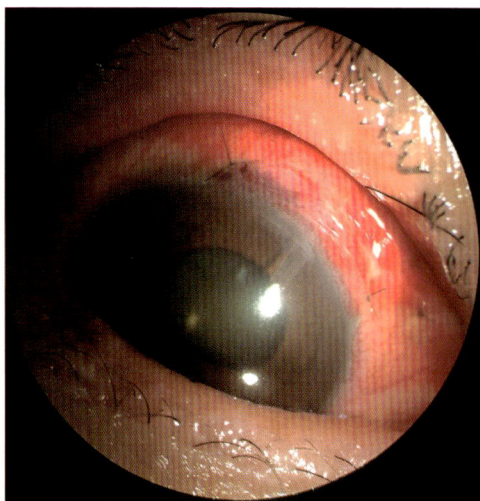

图4-10　Ahmed青光眼引流阀植入术

二、适应证

1. 难治性青光眼：对于其他治疗方法无效的青光眼患者，Ahmed青光眼引流阀植入术可以作为最后的治疗选择。

2. 新生血管性青光眼：在视网膜缺血或新生血管形成导致的青光眼治疗中,该手术可以作为一种有效的治疗方法。

3. 多次手术失败的患者：对于经过多次抗青光眼手术治疗但眼压仍控制不佳的患者,Ahmed青光眼引流阀植入术可能是一个合适的选择。

三、禁忌证

1. 眼部活动性炎症或感染。
2. 严重的全身性疾病,如未控制的糖尿病、高血压等。
3. 患者无法接受手术风险。

四、优点

1. 有效降低眼压：通过植入引流阀,可以创建一个有效的房水引流通道,从而降低眼压,缓解青光眼症状。

2. 手术成功率较高：相比其他抗青光眼手术,Ahmed青光眼引流阀植入术的成功率较高,可以更好地控制病情发展。

3. 并发症相对较少：该手术相对安全,术后并发症较少,患者恢复较快。

五、缺点

1. 存在手术风险：包括眼部感染、出血等。
2. 术后需要定期随访：手术后患者需要定期随访监测眼压并进行药物治疗,以确保引流阀能正常工作,观察眼部的健康状态。

3. 眼压得不到控制：引流阀堵塞等原因造成眼压得不到控制。

六、手术流程

1. 术前准备：对患者的眼部进行详细检查,评估手术适应证和禁忌证,制订手术计划。同时,患者需要签署手术同意书。

2. 手术操作：①麻醉。采用局部麻醉,以确保患者在手术过程中的舒适度。②植入引流阀：在所选象限的两条肌肉之间做以穹隆为基底的结膜瓣。将引流阀的固定孔缝合固定在浅层巩膜上。在同一区域角巩膜缘制作用于覆盖硅胶管的巩膜瓣,以保护引流管。用7号注射针头在巩膜瓣下的角巩膜缘处穿刺进入前房,退出后向前房注入少许粘弹剂,调整引流管长度,将引流管顺切口伸入前房。缝合浅层巩膜瓣以防引流管暴露。缝合结膜,结膜下注射地塞米松和庆大霉素。

3. 术后处理:手术后患者需要住院观察一段时间,以确保手术成功和眼部没有出现并发症。同时,根据患者的恢复情况开具抗生素滴眼液等药物。手术后患者需要定期随访,以确保引流阀能正常工作,检查眼部的健康状态。根据患者的恢复情况调整治疗方案。

第十一节　白内障手术

一、定义

白内障手术一般是指通过摘除混浊的晶状体,植入后房人工晶状体,以恢复或改善患者视力的手术。常见的白内障手术方式是白内障超声乳化摘除术联合人工晶状体植入术。人工晶状体有很多类型,如非球面人工晶状体、环曲面人工晶状体、单焦点人工晶状体(图4-11)、双焦点人工晶状体(图4-12)、三焦点人工晶状体(图4-13)等。

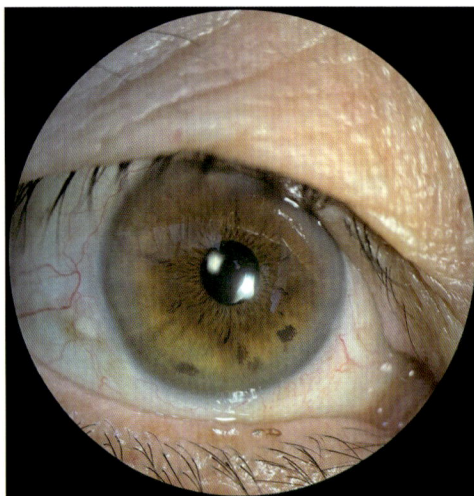

图4-11　单焦点人工晶状体

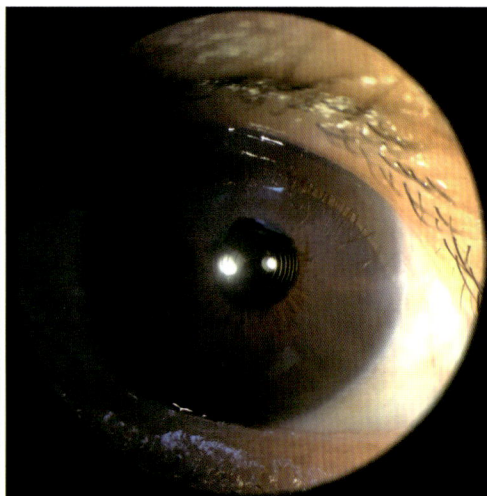

图4-12　双焦点人工晶状体

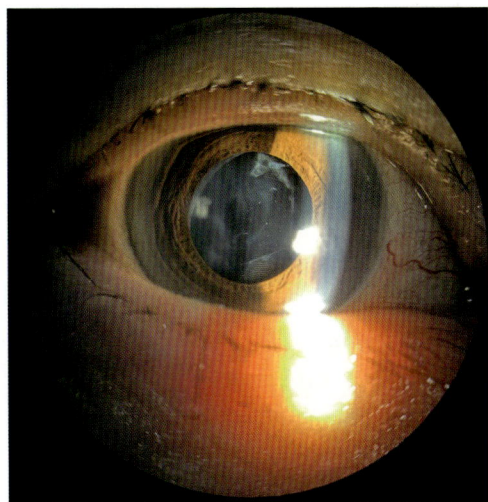

图4-13　三焦点人工晶状体

二、适应证

1. 视力明显下降,影响日常生活和工作。
2. 白内障导致的视觉对比敏感度下降。
3. 白内障造成屈光改变,如核性近视。
4. 因白内障影响其他眼病的诊断和治疗。

三、禁忌证

1. 眼部活动性炎症或感染。
2. 患严重的全身性疾病,如未控制的高血压、糖尿病、心脏病等。
3. 对手术有恐惧心理或不合理期望的患者。

四、优点

1. 手术效果好,可以显著提高视力。
2. 手术时间短,通常只需几分钟至十几分钟。
3. 术后恢复快,多数患者可在数日或数周内恢复视力。
4. 人工晶状体植入术可矫正患者原有的屈光不正,如近视、远视等。

五、缺点

1. 手术存在一定风险,如感染、出血等。

2. 术后可能出现并发症,如后发性白内障、人工晶状体脱位等。

六、手术流程

1. 术前准备:对患者进行详细的眼部检查,包括视力检查、眼压检查、眼底检查、角膜内皮检查、人工晶状体计算等。评估患者的全身状况,如血压、血糖、心电图等。术前用抗生素滴眼液滴眼,以预防感染。术前与患者沟通,解释手术过程和可能出现的风险。

2. 手术操作:①通常采用局部麻醉,患者在术中保持清醒。②做透明角膜或角膜缘或角巩膜切口,粘弹剂注入、撕囊、水分离等过程,使用超声乳化仪将混浊的晶状体乳化粉碎并吸出。③注入粘弹剂,植入人工晶状体,以替代原有的晶状体。④检查人工晶状体的位置和稳定性,确保手术效果。⑤吸出粘弹剂,水密切口。

3. 术后处理:术后患者须避免眼外伤,以防人工晶状体脱位。使用抗生素滴眼液和激素滴眼液,以预防感染和减轻炎症反应。患者应定期随访并进行相关检查,了解视力恢复情况和眼部健康状况。

第十二节　眼内镜植入术

一、定义

以眼内镜植入术(implantable contact lens,ICL)为代表的有晶体眼后房型人工晶状体植入术(图4-14),是一种加法型手术,通过在眼内晶状体前面植入一片超薄、可折叠的ICL晶状体,从而达到矫正屈光不正、提高视力的目的。

二、适应证

1. 对于近视度数较高、角膜较薄、不适合进行激光矫正手术的患者,ICL手术是一个很好的选择。

2.某些角膜曲率异常或角膜薄弱,特别是圆锥角膜的患者,激光手术风险较高,此时可选择ICL手术。

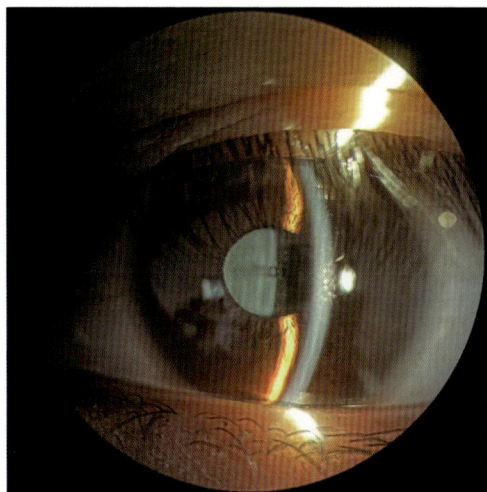

图4-14　眼内镜植入术

三、禁忌证

1.眼部活动性炎症或感染。

2.患有影响手术效果的全身性疾病,如糖尿病、结缔组织病等。

3.患有白内障或其他晶状体疾病。

4.患有浅前房、青光眼或其他眼压增高的疾病。

5.妊娠期或哺乳期妇女。

四、优点

1.手术过程安全、快速,恢复时间短。

2.无须切削角膜组织,保持角膜的生物力学稳定性。

3.可逆性强,如有需要,植入的ICL晶状体可以取出或更换。

4.矫正范围广,可适用于近视、散光等多种情况。

五、缺点

1. 手术费用相对较高,因为需要使用高端的材料和精密的设备。

2. 虽然手术安全性高,但仍存在一定的手术风险,如眼部感染、出血等。

3. 术后需要定期随访眼前节、视力、眼压等,以确保植入的ICL晶状体位置正确,无并发症发生。

六、手术流程

1. 术前准备:患者需要接受一系列的术前检查,如验光、前房深度、角膜地形图、角膜厚度测量、睫状沟到沟的距离等,以确保手术的安全性和效果。

2. 手术操作:①局部麻醉。滴入表面麻醉剂滴眼液。②制作切口。在角膜缘制作一个3~5 mm的切口。③植入ICL晶状体。在前房注入一定量的粘弹剂以保护角膜内皮和自然晶状体,将折叠好的ICL晶状体通过切口植入眼内,然后展开。④调整位置。通过微调确保ICL晶状体位于正确的位置。⑤关闭切口。冲出粘弹剂,水密切口。

3. 术后处理:术后患者需要避免剧烈运动,并按时使用滴眼液以防止感染。同时,需要定期到眼科进行复查,以确保眼睛处于良好的恢复状态。

总体来说,ICL晶状体植入术是一种安全、有效的近视矫正手术,适用于高度近视、散光或对手术安全性要求较高的患者。但任何手术都有风险,患者需要在充分了解手术利弊后,再作出决定。

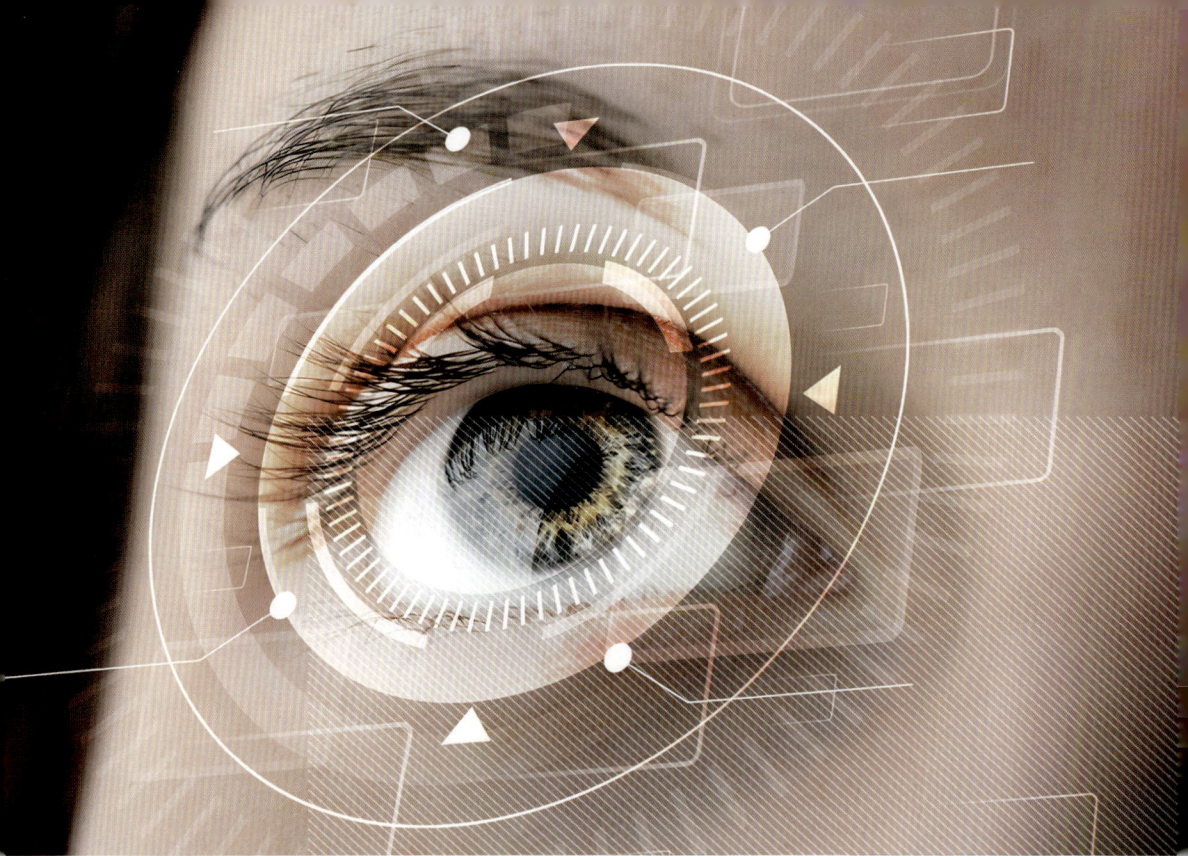

附　　录

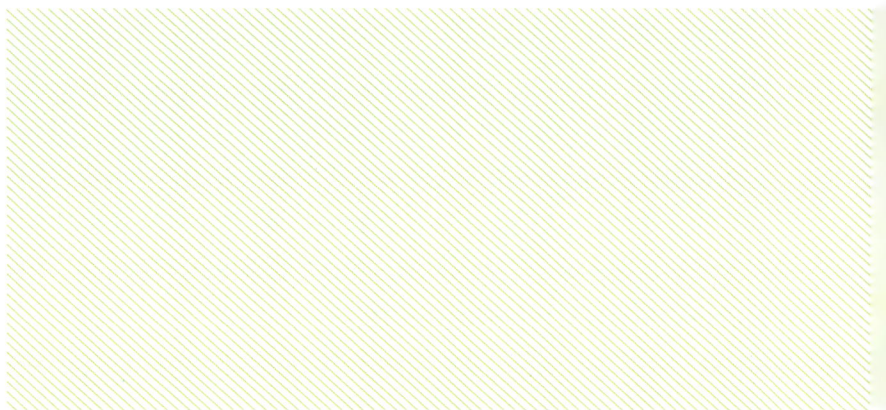

眼局部的药物动力学

由于眼部存在血眼屏障(包括血-房水屏障和血-视网膜屏障)等特殊的组织解剖结构,大多数眼病的有效药物治疗方式是局部给药,因此眼科用药除了严格掌握适应证,还应掌握眼局部的药物动力学,做到合理用药。

药物要在眼局部作用部位达到有效浓度从而发挥治疗作用,与给药的剂量、药物吸收率、组织中的结合和分布、循环药量、组织之间的转运、生物转化、排泄等因素有关。

药物主要经角膜转运,由眼球表面进入眼球内组织。药物先分布到泪膜,由泪膜转运入角膜,再由角膜转运到眼球内。而角膜上皮细胞层和内皮细胞层的细胞之间均有紧密连接,药物不能经细胞外间隙进入,只能由细胞膜转运。影响药物透过角膜的因素有药物的浓度、溶解度、黏滞性、脂溶性、表面活性等。药物浓度高,溶解度大,进入角膜的药量增加。药物黏滞性高,与角膜接触时间延长,可增加药物的吸收。由于角膜上皮和内皮细胞均有脂性屏障,泪液和角膜基质为水溶性,因此药物最好同时具备脂溶性和水溶性,其中脂溶性对药物通透角膜更为重要。眼药中的表面活性物质能够影响角膜上皮细胞膜的屏障作用而增加药物的通透性。此外,眼药的 pH 和渗透压也很重要,如偏离眼局部生理值太多,可造成眼部刺激,引起反射泪液分泌,影响药物吸收。

药物也可被眼表结构中的血管(如角膜缘血管和结膜血管)吸收,通过血液循环进入眼球内,或经结膜、筋膜和巩膜直接渗透到眼球内。药物到达眼内后主要通过房水弥散分布到眼前部各组织作用部位,少量可经玻璃体弥散到视网膜表面。有些药物是前体药,其在角膜吸收转运过程中经角膜组织内的酶作用进入眼内后形成有活性的药物成分,可以大大降低药物的全身不良反应,提高其生物利用度。有些药物可经房水循环路径进入体循环,再分布到眼内各组织结构。药物多在作用部位代谢后经房水或直接入静脉回流排泄。

常用眼药剂型及给药方式

一、常用眼药剂型

(一)滴眼液

滴眼液是最常用的眼药剂型,通常滴入下方结膜囊内。一般滴眼液每滴为30～50 μL,而结膜囊泪液容量最多为10 μL,实际上只有10%的眼药保留在眼结膜囊内,因此每次只需滴1滴眼药即可。正常状况下,泪液以每分钟约16%的速率更新,滴眼4 min后只有50%的药液留在泪液中,10 min后则只剩17%。所以,为促进药液在眼部吸收而不被冲溢出眼外,患者再滴眼液的最短间隔应为5 min。滴药后按压泪囊部并轻轻闭睑数分钟,可以减少药物从泪道排泄,增加药物吸收,减少全身不良反应。

(二)眼膏

为增加眼药与眼表结构的接触时间,可选用眼膏。眼膏通常以黄色的凡士林、白色的羊毛脂和无色的矿物油作为基质,又称油膏。由于这些基质均为脂溶性,因此可以明显增加眼部对脂溶性药物的吸收。大多数水溶性药物在眼膏中以微晶粒形式存在,只有眼膏表面的药物可溶入泪液中,这也限制了此类药物在泪液中达到有效浓度。眼膏的另一大优点是对于眼表病损,如角膜上皮缺损,可起润滑和衬垫作用,减轻眼刺激症状。

(三)其他剂型

为提高滴眼液的生物利用度,延长局部作用时间和减少全身吸收带来的不良反应,常在滴眼液中加入适量的黏性赋形剂,如甲基纤维素、透明质酸钠、聚乙烯乙醇、聚羧乙烯等,制成胶样滴眼剂或凝胶滴眼液。

二、常用眼药给药方式

(一)眼周注射

　　眼周注射包括球结膜下注射、球筋膜(Tenon囊)下注射和球后注射,其共同的特点是避开了角膜上皮对药物吸收的屏障作用,一次用药量较大(常为 0.5～1.0 mL),可在眼局部达到较高的药物浓度,尤其适于低脂溶性药物。球结膜下注射的药物主要通过扩散到达角膜基质层和角膜缘组织,作用于眼前段病变;球筋膜下注射的药物主要经巩膜渗入,适用于治疗虹膜睫状体部位的病变;球后注射可使药物在晶状体虹膜隔以后部位达到治疗浓度,适用于治疗眼后段及视神经疾病。眼周注射存在损伤眶内球外组织结构、眼球的风险。

(二)眼内注射

　　眼内注射最大的优点在于可立即将有效浓度的药物注送到作用部位,所需药物的剂量和浓度均很小且疗效较好,主要适用于治疗眼内炎。给药方式包括前房内注射、经睫状体扁平部的玻璃体腔内注射,以及施行玻璃体切割术时的灌注液内给药。眼内注射尤要注意将组织损伤减小到最低程度,且充分考虑到眼球内组织对药物的耐受性。

眼前节疾病常用药物

一、常用眼部药物

(一)抗感染药

　　1.抗细菌类滴眼液:用于治疗细菌性结膜炎、角膜炎等感染性炎症。常用药物有妥布霉素滴眼液、左氧氟沙星滴眼液等。

　　2.抗病毒类滴眼液:用于治疗病毒性结膜炎、角膜炎等。常用药物有阿昔洛韦滴眼液、更昔洛韦滴眼液等。

3.抗真菌类滴眼液:用于治疗真菌性角膜炎等。常用药物有那他霉素滴眼液、两性霉素B滴眼液等。

(二)抗炎药

1.糖皮质激素药:通过对淋巴细胞、巨噬细胞、血管内皮细胞等的特殊作用,减轻炎症反应。常用药物有氟米龙滴眼液、典必殊滴眼液等。

2.非甾体抗炎药:通过抑制环氧酶,减轻炎症反应。常用药物有普拉洛芬滴眼液、双氯芬酸钠滴眼液等。

3.肥大细胞稳定剂及抗组胺药:通过稳定细胞、阻止组胺等物质释放,减轻炎症反应。常用药物有奥洛他定滴眼液等。

(三)降眼压药

1.拟副交感类滴眼液:通过增加房水流出降低眼压。常用药物有毛果芸香碱滴眼液等。

2.β-肾上腺素受体阻滞剂:通过减少房水生成降低眼压。常用药物有噻吗洛尔滴眼液、卡替洛尔滴眼液等。

3.肾上腺素受体激动剂:通过增加房水流出和减少房水生成降低眼压。常用药物有酒石酸溴莫尼定滴眼液等。

4.前列腺素衍生物类滴眼液:通过增加房水流出降低眼压。常用药物有拉坦前列素滴眼液、曲伏前列素滴眼液等。

5.碳酸酐酶抑制剂:通过减少房水生成降低眼压。常用药物有布林佐胺滴眼液等。

(四)散瞳药与睫状肌麻痹药

1.散瞳药:用于散大瞳孔,便于检查或治疗。常用药物有新福林等。

2.睫状肌麻痹药:用于散瞳和麻痹睫状肌,可以减轻疼痛和防止虹膜后粘连。常用药物有复方托吡卡胺滴眼液、阿托品眼用凝胶等。

(五)干眼症用药

1.人工泪液:用于补充泪液,缓解干眼症状。常用药物有玻璃酸钠滴眼液、聚乙烯醇滴眼液等。

2.促进泪液分泌药:通过刺激泪腺分泌泪液,改善干眼症状。常用药物有地夸磷索钠滴眼液等。

3. 抗炎药与免疫抑制剂:用于治疗干眼症引起的炎症反应。常用药物有环孢素滴眼液等。

(六)其他眼部药物

1. 角膜营养药:用于促进角膜修复和营养支持。常用药物有小牛血去蛋白提取物眼用凝胶等。

2. 表面麻醉药:用于眼部手术的表面麻醉。常用药物有盐酸丙美卡因滴眼液等。

二、其他药物

(一)抗生素类

1. 头孢菌素类:如头孢呋辛酯片、头孢克肟片、头孢拉定片等,用于治疗细菌性结膜炎、角膜炎等。

2. 青霉素类:如阿莫西林、阿莫西林克拉维酸钾等,用于治疗由细菌引起的眼部感染。

3. 大环内酯类:如阿奇霉素、罗红霉素等,用于治疗衣原体性结膜炎等。

4. 喹诺酮类:如左氧氟沙星、诺氟沙星胶囊等,用于治疗细菌性角膜炎、结膜炎等。

(二)抗病毒药物

1. 阿昔洛韦:用于治疗疱疹性角膜炎等病毒感染。

2. 更昔洛韦:用于治疗巨细胞病毒性视网膜炎等。

(三)抗真菌药物

氟康唑:用于治疗真菌性角膜炎等。

(四)抗炎药物

1. 泼尼松:用于治疗过敏性结膜炎、虹膜炎等。

2. 地塞米松:用于治疗过敏性结膜炎、虹膜炎等。

(五)抗过敏药物

如氯雷他定、西替利嗪等,用于治疗过敏性结膜炎。

(六)降眼压药物

如乙酰唑胺等用于降低眼压的辅助药物。

(七)维生素类药物

如维生素 A、维生素 C 等,用于辅助治疗干眼症、角膜炎等。

(八)神经营养药物

如甲钴胺、胞磷胆碱等,用于辅助治疗视神经炎等。

(九)高血压药物

1. 钙离子拮抗剂:如硝苯地平、非洛地平、苯磺酸氨氯地平。降压疗效和幅度相对较强,对老年患者效果较好,并可用于合并糖尿病、冠心病、外周血管疾病的患者。不宜用于心力衰竭、窦房结功能低下或心脏传导阻滞的患者。

2. 血管紧张素转化酶抑制剂(ACEI):如培哚普利、贝那普利、卡托普利等。ACEI 特别适用于伴有心力衰竭、心肌梗死或糖尿病的高血压患者。高钾血症患者、妊娠期妇女、双侧肾动脉狭窄患者、血肌酐值(Scr)大于 225 μmol/L 者禁用。

3. 血管紧张素 Ⅱ 受体拮抗剂(ARB):如缬沙坦、氯沙坦、替米沙坦等。治疗对象和禁忌证同 ACEI,但不良反应较少。

4. β 受体阻滞剂:如美托洛尔、比索洛尔、卡维地洛等。适用于不同程度的高血压患者,尤其是伴有较快心率的中青年患者或者合并心绞痛的患者、高肾素活性患者。急性心力衰竭、哮喘、病态窦房结综合征和外周血管疾病患者禁用。

5. 利尿剂:如氢氯噻嗪、吲达帕胺等。适用于中度、重度高血压患者,对盐敏感性高血压、合并肥胖或糖尿病,围绝经期女性和老年患者疗效较好。与其他降压药合用可起到协同作用。痛风患者、肾功能不全者禁用。

(十)心衰药物

1. 选择袢利尿剂:如呋塞米、托拉塞米。
2. 强心药物:如地高辛片、西地兰(去乙酰毛花苷)针、米力农针、左西孟旦针等。
3. 扩张血管药物:如硝酸甘油针、硝普钠针等。

(十一)心律失常药物

包括 β 受体阻滞剂、盐酸普罗帕酮片、盐酸美西律片、盐酸胺碘酮片等,用于控制各类心动过速。

（十二）抗休克及升压药物

1. 多巴胺：α 和 β 肾上腺素受体激动剂，常用于升高血压。

2. 间羟胺（阿拉明）和去甲肾上腺素：α 和 β 肾上腺素受体激动剂，可增强心肌收缩力、收缩周围血管。

3. 多巴酚丁胺：作用于 β_1 肾上腺素受体，增强心肌收缩力、增加心排血量，对 β_2 和 α 受体作用较弱，可提高收缩压和降低肺毛细血管楔压（PCWP）。

4. 肾上腺素：α 和 β 受体激动剂，用于治疗心脏骤停、过敏性休克、支气管哮喘急性发作及局部止血等。

5. 异丙肾上腺素：β_1、β_2 受体激动剂，用于治疗心脏骤停、三度房室传导阻滞。

6. 阿托品：M-胆碱受体阻滞剂，用于治疗缓慢性心律失常，迷走神经兴奋所致的窦性停搏或房室传导阻滞等。

眼前节疾病常用血液化验项目

在眼科临床诊疗中，虽然血液化验不是常规的检查项目，但在某些特定情况下，可能会建议患者进行一些血液化验以获取更多关于患者整体健康状况的信息。以下是一些眼科临床诊疗中可能用到的常用血液化验项目。

一、血常规和C反应蛋白（CRP）

血常规和CRP在眼科诊断中有一定的应用价值，可以帮助评估患者眼部炎症的程度和性质，以及可能存在的全身性感染或炎症对眼部的影响。

血常规检查可以提供关于患者整体健康状况的信息。例如，通过检查红细胞、白细胞和血小板等指标，可以评估患者是否存在贫血、感染、血小板过低等情况。这些情况可能会对眼部健康产生影响，如贫血可能导致视网膜病变，感染或炎症可能导致结膜炎、角膜炎等眼部疾病，血小板过低可能导致眼内自发性出血或术后血流不止。

CRP是反映疾病活动性的敏感指标，其通常被认为与组织损伤成正比，在反映炎症水平方面具有较高的敏感性,也常用于评估眼部感染性疾病(如结膜炎、角膜炎等)的严重程度及进展,以及术后的炎症反应。此外,CRP检查还可以用于评估一些与炎症相关的眼部疾病,如葡萄膜炎等。

二、血糖和糖化血红蛋白

血糖和糖化血红蛋白主要用于评估糖尿病对眼部的影响。糖尿病是一种慢性代谢性疾病,长期的高血糖状态可能导致多种眼部并发症,如糖尿病视网膜病变、糖尿病性白内障、糖尿病性青光眼等。因此,血糖和糖化血红蛋白检查对于眼部疾病诊断来说至关重要。

血糖检查是评估糖尿病眼部并发症风险的基础。通过测量患者的空腹血糖、餐后血糖、糖化血红蛋白等指标,可以了解患者的血糖控制情况,从而判断是否存在高血糖对眼部的潜在威胁。对于已经确诊为糖尿病的患者,定期的血糖监测有助于及时发现并控制眼部并发症的发展。

糖化血红蛋白是一种反映过去2~3个月平均血糖水平的指标。相比于血糖水平,糖化血红蛋白水平的观察期更长,可以反映患者两三个月的血糖控制情况。这对于评估糖尿病眼部并发症的风险和预测疾病进展及预后具有重要意义。糖化血红蛋白水平的升高可能意味着患者长期处于高血糖状态,从而增加了糖尿病眼部并发症的发生风险。

在眼科诊疗过程中,血糖和糖化血红蛋白的检查结果可以帮助患者制订个性化的治疗方案,包括调整降糖药物的剂量、优化饮食和运动计划等,以控制患者的血糖水平,降低眼部并发症的发生风险。同时,这些检查结果还可以作为评估治疗效果的重要依据,有助于医生及时调整治疗方案,以达到最佳的治疗效果。

三、血生化检查

血生化检查主要用于评估患者的整体健康状况及眼部疾病的病因、病程和预后,可以提供患者体内多种生化指标的信息,如血糖、肝肾功能、血脂等,这些信息对于眼科医生来说具有重要的参考价值。

首先,血生化检查可以帮助评估患者的全身状况,从而判断其是否患有可能影响眼部健康的慢性疾病或全身性疾病。例如,糖尿病患者需要定期进行血生化检查,以监测血糖和糖化血红蛋白水平,从而及时发现并控制糖尿病视网膜病变等眼部并发症。此外,肝肾功能异常、高血脂等也可能对眼部健康产生影响,血生化检查可以提供这些疾病的诊断依据。

其次，血生化检查还可以用于评估眼部疾病的病因和病程。例如，某些眼部炎症可能与感染或免疫异常有关，血生化检查可以提供关于炎症程度、感染类型等信息，有助于医生为患者制订个性化的治疗方案。此外，血生化检查还可以用于评估眼部疾病的预后，如青光眼等疾病的治疗效果可能与患者的整体生化指标有关。

在眼科诊断中，血生化检查通常与其他检查相结合，如血常规检查、尿常规检查、眼科专项检查等，以获取更全面、准确的诊断信息。根据患者的具体病情和检查结果，综合分析并制订个性化的治疗方案。

四、甲状腺功能

甲状腺功能主要用于甲状腺相关眼病的风险评估和诊断。甲状腺相关眼病是一种常见的眼科疾病，其特点为眼球突出、眼睑肿胀、泪液增多及视力受损等，可能严重影响患者的生活质量。

甲状腺功能检查主要包括甲状腺激素（如 T3、T4、FT3、FT4）、促甲状腺激素（TSH）及甲状腺自身抗体（如甲状腺过氧化物酶抗体 TPOAb、甲状腺结合球蛋白 TBG 等）的检测。这些指标可以反映甲状腺的功能状态及是否存在自身免疫性甲状腺疾病。

在眼科诊断中，甲状腺功能检查的作用主要体现在以下几个方面。

1. 辅助诊断：通过检测甲状腺激素水平和甲状腺自身抗体，有助于诊断甲状腺相关眼病。这些疾病与甲状腺功能异常密切相关，因此甲状腺功能检查对于明确病因具有重要意义。

2. 评估病情：通过甲状腺功能检查可以了解患者的甲状腺功能状态，从而评估病情的严重程度。例如，TSH水平的升高可能意味着甲状腺功能减退，可能导致眼球突出等症状的加重。

3. 指导治疗：根据甲状腺功能检查的结果，可以制订个性化的治疗方案。例如，对于甲状腺功能亢进的患者，可能需要使用抗甲状腺药物或放射性碘治疗；对于甲状腺功能减退的患者，则可能需要补充甲状腺激素。

4. 监测治疗效果：在治疗过程中，定期进行甲状腺功能检查可以监测治疗效果，以便及时调整治疗方案。

五、风湿性疾病筛查

风湿性疾病筛查在眼科诊断中具有一定的应用价值,虽然眼科医生通常不直接进行风湿性疾病的诊断,但某些风湿性疾病可能影响患者的眼部健康,导致出现眼部并发症。因此,对于怀疑有风湿性疾病的患者,眼科医生可能会建议进行风湿性疾病筛查,以便及时发现并处理潜在的眼部问题。

风湿性疾病是一类影响骨骼、关节、肌肉及其周围组织的疾病,如类风湿关节炎(RA)、强直性脊柱炎(AS)等。这些疾病可能导致眼部并发症,如葡萄膜炎、巩膜炎、角膜炎等。这些并发症可能会对视力造成严重影响,甚至可能导致失明。

风湿性疾病筛查在眼科诊断中的作用主要体现在以下几个方面。

1. 风险评估:对于风湿性疾病患者,可进行筛查以评估眼部受累情况。这有助于及时发现并处理眼部并发症,保护患者的视力。

2. 辅助诊断:某些眼部疾病可能与风湿性疾病有关,如葡萄膜炎等。通过风湿性疾病筛查,可以查找眼部疾病的根本病因,从而达到标本兼顾的目的。

3. 指导治疗:了解患者的风湿性疾病状况有助于为其制订个性化的治疗方案。例如,对于类风湿关节炎患者,制订治疗方案需要考虑疾病对眼部的影响,采用针对性的药物治疗或手术治疗。

需要注意的是,风湿性疾病筛查并不是眼科常规检查的一部分,而是根据患者的具体情况和需要进行的选择性检查。在进行风湿性疾病筛查时,眼科医生通常会与其他科室的医生合作,共同制订治疗方案,以保护患者的整体健康。

六、感染性疾病筛查

全身性的感染性疾病,如人类免疫缺陷病毒(HIV)、梅毒和丙型肝炎病毒等,可能会对眼部产生严重的影响。这些疾病不仅会影响患者的整体健康,还可能导致视力下降、眼部疼痛、炎症等各种眼部症状。

HIV是一种严重影响免疫系统的病毒,导致患者容易发生各种机会性感染。艾滋病视网膜病变、眼部感染,干眼症和眼部肿瘤是艾滋病常见的眼部病变。通过筛查HIV,可以及早发现这些并发症,并采取相应的治疗措施,以减轻症状、控制病情发展,从而保护患者的视力。

梅毒是一种由梅毒螺旋体引起的性传播疾病。梅毒性眼病可出现在梅毒感染的任何阶段,是神经梅毒的一种形式,可以有多种并发症,如葡萄膜炎、巩膜炎、视神经炎等。通过筛查梅毒，可以及时发现并治疗这些并发症，获得最佳的视力预后。

丙型肝炎是一种由丙型肝炎病毒引起的病毒性肝炎，长期感染可能导致肝硬化和肝癌。丙型肝炎也与一些眼部疾病有关，如干眼症、视网膜病变等。通过筛查丙型肝炎病毒，可以评估患者眼部疾病的患病风险，并采取相应的预防措施，减少眼部并发症的发生。

七、血沉检查

血沉是指红细胞在静置的血液中沉降的速度，是一个非特异性的炎症指标。当体内存在炎症或感染时，血沉通常会加快。因此，血沉检查可以用于评估体内炎症的程度。

在眼科诊断中，血沉检查可能应用于以下情况。

1.葡萄膜炎：葡萄膜炎是一种眼部炎症性疾病，常表现为眼红、眼痛、视力下降等。血沉检查可以帮助评估炎症的程度和治疗效果。

2.眼部感染：对于一些严重的眼部感染，如化脓性角膜炎、眼内炎等，血沉检查可以作为一个辅助指标，帮助判断感染的严重程度和治疗效果。

3.全身性疾病：一些全身性疾病，如风湿性疾病、结核病等，可能会在眼部表现出特定的症状。血沉检查可以帮助评估这些全身性疾病的活动性和治疗效果。

需要注意的是，血沉检查是一个非特异性的炎症指标，它并不能直接诊断眼部疾病。在眼科诊断中，通常会结合患者的病史、临床表现、眼科检查及其他实验室检查结果，进行综合分析和判断。

八、人白细胞抗原B27（HLA-B27）检查

免疫遗传学研究揭示出多种类型的葡萄膜炎与特定的HLA相关，目前已发现20多种眼部疾病与HLA抗原具有相关性，其中尤以HLA-B27与急性前葡萄膜炎的关系最为密切。因此，对眼部炎症患者，常规行流式细胞术检测HLA-B27，可快速为临床诊断和急性前葡萄膜炎的分型提供辅助依据，及早发现HLA-B27相关性葡萄膜炎患者，可以减少漏诊。

九、载脂蛋白E检查

载脂蛋白E（ApoE）是一种多态性蛋白，参与脂蛋白的转化与代谢过程，其基因可以调节许多生物学功能，与许多眼科疾病发病有关。ApoE偏高可能会导致单纯

疱疹病毒性角膜炎或视网膜黄斑变性、部分原发性视网膜色素变性,以及部分遗传性视网膜色素变性。对 ApoE 及其基因多态性的研究是目前医学研究的热点之一,探讨两者的内在联系,对眼病的预防、诊断及治疗具有重要的临床应用价值。

眼科中医护理操作规范与指南

眼科中医护理操作规范与指南涵盖了多个方面,包括室内环境调节、病室安排、入院介绍、生命体征监测、日常护理及特色中医护理方法。

首先,室内应保持适宜的温湿度,根据病种和病情来安排病室,护送患者到指定床位休息。在患者入院时,应进行详细的入院介绍,包括主管医师、责任护士的介绍,病区环境及设施的使用方法,作息时间、相关制度等。

其次,对于患者生命体征的监测也是至关重要的,如患者的体温、脉搏、呼吸、血压、血糖和体重等。同时,患者应完成各项检查,并遵护理医嘱。

在中医护理方面,有许多特色方法,如穴位按摩、刮痧、电离子导入、中药热敷法、熏蒸等。同时,也可以采用食疗的方法,如用枸杞、菊花泡水代茶饮,具有补肾益精、养肝明目、润肺止咳的功效。还可以采用局部热敷的方法,用热毛巾敷眼或双手掌心搓热捂住整个眼眶,有助于促进局部经络的通畅,改善气血循环,从而减轻眼部干涩、不耐久视、迎风流泪、视物模糊等症状。

以下是几种常见的眼科中医护理技术。

一、耳穴压豆法

耳穴压豆法又称耳穴埋豆法,是用胶布将药豆或磁珠准确地粘贴于耳穴处,给予适度的按、捏、压,刺激耳部的穴位或反应点,使其产生酸、麻等感觉,通过经络传导,调整脏腑气血功能,促进机体的阴阳平衡,以达到防治疾病、改善症状的一种外治疗法,在临床护理中应用十分广泛。

《灵枢·口问》言:"耳者,宗脉之所聚也。"人体十二经脉之气皆汇聚于耳,三百六十五络之气亦然,视疲劳多为气血壅滞于目,耳穴压豆可通过刺激眼、肝、肾等区域的穴位来增加眼部气血循环。

眼科疾病一般取目1、目2、肝、脾、心、肾、神门穴。对于耳穴补泻手法,补法适用于虚证患者,手法包括按揉法、点压法;泻法适用于实证患者,手法包括对压法、直压法。压豆时间视季节气候而定。夏季可留置埋籽1~3天,春秋季2~3天,冬季5~7天,每天自行按压3~5次,每次每穴按压1~2 min。在留置期间应密切观察患者全身有无不适症状等情况。这种方法对视疲劳、头痛、肋间神经痛、咽喉炎、扁桃体炎、眩晕症等有一定的疗效。

二、穴位按摩

穴位按摩是中医学的重要组成部分,又称推拿法,以中医学理论为指导、经络腧穴学说为基础,根据病情,运用各种手法作用于人体体表特定部位或穴位。通过按摩特定的穴位,激发人体经络之气,疏通经络、滑利关节、强筋壮骨、散寒止痛、健脾和胃,达到通经活络、调整人体机能、消积导滞、祛邪扶正的目的。

穴位按摩法的应用范围很广,可应用于眼科、骨伤科、外科、内科、妇科、儿科等各科疾病。在眼科护理中,穴位按摩可以促进眼部血液循环、缓解眼部疲劳、改善视力。

操作时患者取仰卧位,闭目,施术者坐于患者头部后方,面对患者,采用点按法和指揉法操作。施术者用双手食指、中指指腹分别对相应穴位进行点按。点按顺序为攒竹、鱼腰、四白、太阳、睛明、瞳子髎、丝竹空等穴,每穴点按36下。然后用食指、中指指腹做揉法,频率为50~60次/min,每穴指揉36圈。然后双手拇指指腹行推坎宫手法36次、开天门手法36次,自眶下缘目内眦用抹法推向眼眶外侧,至太阳穴止,反复操作36次。最后,施术者双手对掌搓揉大鱼际至发热,扶于患者双目停留片刻。

三、眼部熏蒸

眼部熏蒸疗法是在中医经络理论指导下,将传统中药放入熏蒸机中加热,产生蒸汽,作用于眼部的一项中医适宜技术。中药通过表皮吸收、渗透,经真皮运输进入毛细血管,促进眼部血液循环,缓解眼部疲劳,改善视力。常用的中药材包括菊花、枸杞、桑叶等,这些药材具有清肝明目、滋补肝肾的功效。眼部熏蒸时应注意,熏蒸温度要适宜,一般为40℃左右,避免烫伤,每天1次,每次熏蒸15~20 min。熏蒸结束,拭干眼部周围皮肤。如熏蒸过程中出现眼部疼痛等不适,应立即停止。在熏蒸过程中,患者通常会感到眼部温暖舒适,视力也会有所改善。

四、眼部灸法

眼部灸法是以艾绒为主要材料制成艾炷或艾条,点燃后熏熨、温灼眼部腧穴的一种中医适宜技术,通过艾的温热和药力作用刺激穴位或病痛部位,达到温经散寒、扶阳固脱、消瘀散结、防治疾病的作用。这种方法可以温通经脉、祛除寒湿,对眼部疾病如近视、远视、弱视、斜视等有一定的疗效。

常用的眼部灸法有隔物灸和直接灸。隔物灸是在眼睛上方用核桃皮隔开,在核桃皮上放置灸器进行悬灸,使热力均匀地透过核桃皮渗透到眼睛。直接灸则是患者取卧位或坐位,施灸者一手扶住患者额头,另一手持艾条进行悬灸。患者闭目,先灸额头,再灸眼眶四周,最后依次灸眼周睛明穴、攒竹穴、鱼腰穴、丝竹空穴、太阳穴、瞳子髎穴、四白穴。艾条距穴位 2 ~ 3 cm,每个穴位施灸 1 min,对侧眼同此操作。在灸法过程中,需要注意火候和距离,以免烫伤患者。

眼科常用解剖数据

眼科解剖数据是眼科医生进行诊断、治疗和手术的重要依据。

一、眼球尺寸与形态

1. 人出生后眼球一直发育到 12 岁左右才达成人大小,但出生后 6 个月增大了 50%。

2. 前后径(眼轴长度):人刚出生时正常眼球前后径约 16 mm,3 岁时达 23 mm,成年时约 24 mm。

3. 垂直径:约 23 mm。

4. 水平径:约 23.5 mm。

5. 突出度:12 ~ 14 mm,两眼相差不超过 2 mm。

二、角膜参数

1. 横径：11.5～12.0 mm。

2. 垂直径：10.5～11.0 mm。

3. 厚度：中央部0.5～0.55 mm，周边部约1.0 mm。

4. 曲率半径：前表面约7.8 mm，后表面约6.8 mm。

5. 屈光力：前面约+48.83D，后面约−5.880D，总屈光力约+43D，屈光指数1.337。

6. 内皮细胞数：2 899±410/mm²。

7. 角膜缘宽度：1.5～2.0 mm。

三、巩膜与结膜参数

1. 巩膜表面积：新生儿812 mm²，成人2 450 mm²。

2. 巩膜厚度：在眼四直肌附着处约为0.3 mm，赤道部0.4～0.6 mm，视神经周围约1.0 mm。新生儿巩膜比成人更有弹性，易于扩展，所以先天性青光眼患儿眼球增大明显，先天性近视发展较快。

3. 结膜：覆盖在巩膜表面，分为睑结膜、穹窿结膜和球结膜。婴幼儿结膜与巩膜、眼球筋膜同源，结膜上皮细胞多于成人，较成人厚。婴儿结膜水平径约18 mm，垂直径15 mm，10岁前发育较快。成人结膜水平径约25 mm，垂直径约29 mm。结膜囊深度（睑缘至穹窿部深处）上方约20 mm，下方约10 mm。穹窿结膜与角膜缘距离上下方均为8～10 mm，颞侧14 mm，鼻侧7 mm。

四、眼前房与眼内结构参数

1. 眼前房：位于角膜与虹膜之间，充满房水。前房中央深度2.5～3.0 mm。

2. 房水：容积0.15～0.3 mL，前房0.2 mL，后房0.06 mL，比重1.006，PH7.5～7.6，屈光指数1.333 6～1.336，生成速率2～3 μL/min，氧分压55 mmHg，二氧化碳分压40～60 mmHg。

3. 晶状体：直径9～10 mm，中央部厚度4～5 mm，体积0.2 mL；曲率半径为前10 mm、后6 mm；屈光指数1.437，屈光力为前面+7D，后面+11.66D，总屈光力+19D。

4. 玻璃体：透明胶质物，位于晶状体与视网膜之间，具有屈光作用。

五、泪器参数

1. 鼻泪管：全长 18 mm，下口位于下鼻甲前端之后 16 mm。

2. 泪点：直径 0.2 ~ 0.3 mm，距内眦 6.0 ~ 6.5 mm。

3. 泪小管：直径 0.5 ~ 0.8 mm，垂直部 1 ~ 2 mm，水平部 8 mm，直径可扩张 3 倍。

4. 泪囊：长 10 mm，宽 3 mm，上 1/3 位于内眦韧带以上。

5. 泪囊窝：长 17.86 mm，宽 8.01 mm。

6. 泪腺：位于眶部外上方的泪腺窝内，大小约 20 mm×11 mm×5 mm，重 0.75 g。

7. 睑部：大小约 15 mm×7 mm×3 mm，重 0.2 g。

8. 泪液：正常清醒情况下，每分钟分泌 0.9 ~ 2.2 μL，比重 1.008，pH7.35，屈光指数 1.336。

9. 泪膜：厚度约 7 μm，总量 74 μL，更新速度 12% ~ 16%/min，pH6.5 ~ 7.6，渗透压（296 ~ 308）mOsm/L。分为脂质层、水样层和黏液层，可保持眼球表面的湿润，提供清晰的视觉。

六、眼肌与眶内结构参数

1. 眼肌：包括眼外肌（上直肌、下直肌、内直肌、外直肌、上斜肌和下斜肌）和眼内肌（调节晶状体形状），负责控制眼球的运动方向和调节视力。

2. 眼眶：出生后发育较快，成人容积 25 ~ 28 mL。

3. 眶内结构：包括眼球、眼外肌、泪腺、血管、神经和筋膜等。

4. 视神经：直径 1 ~ 1.5 mm，长度 40 ~ 50 mm，指视路中视盘至视交叉前脚的一段神经，负责视觉信号的传导。

七、瞳孔参数

1. 正常光线下：2.5 ~ 4.0 mm（双眼差<0.25 mm）。

2. 暗环境下：可扩大至 6 ~ 8 mm 或更大。

3. 光线过强时：可缩小至 1 mm 或更小。

4. 瞳距：男性 60.9 mm，女性 58.3 mm。

八、眼睑参数

1. 上睑：长度 25 ~ 30 mm。

2.下睑：长度20～25 mm。

3.睑裂（上、下眼缘间的裂隙）：长度26～30 mm，平视时高度约8 mm，上睑遮盖角膜1～2 mm。内眦间距30～35 mm，平均34 mm。外眦间距88～92 mm，平均90 mm。睑板中央部宽度为上睑6～9 mm，下睑5 mm。

4.睫毛：上睑100～150根，下睑50～75根，平视时倾斜度分别为110°～130°、100°～120°，寿命3~5个月。拔除后1周生长1～2 mm，10周可达正常长度。

九、眼内压（眼压）参数

1.正常眼压范围：10～21 mmHg。

2.眼压波动：随着昼夜、姿势、运动等因素的变化，眼压会有所波动。双眼差异不应大于5 mmHg，24 h内波动范围不应大于8 mmHg。

十、巩膜静脉窦

1.位置：位于巩膜与角膜连接处的深部。

2.功能：眼内静脉回流的主要通道。

十一、玻璃体参数

1.容积：约4.5 mL。

2.屈光指数：1.336。

十二、脉络膜参数

1.厚度：0.2～0.4 mm。

2.位置：位于巩膜和视网膜之间。

3.功能：为视网膜提供营养和氧气。

4.脉络膜上腔间隙：10～35 μm。

十三、视神经乳头（视盘）参数

1.直径：1.5～1.75 mm。

2.位置：视网膜后部，为视神经穿出眼球的部位。

3.特征：边界清楚的竖椭圆形的淡红色的盘状结构，中央有生理性凹陷。

4.杯盘比（C/D）：指视杯的面积比上视盘的面积，正常值≤0.3，杯盘比≥0.6或两眼相差≥0.2为异常。

十四、视网膜参数

1. 面积:150~200 mm²。

2. 厚度:不同部位厚度不同,一般在0.2~0.4 mm。

3. 血管:视网膜动静脉直径比例(动脉/静脉)为2/3,视网膜中央动脉收缩压60~75 mmHg,舒张压36~45 mmHg。

4. 神经纤维层厚度:中央凹处最薄,约0.1 mm,向周边逐渐增厚。

5. 视盘:视网膜上的一处生理性凹陷,为视神经穿出眼球的部位。

6. 黄斑区:直径1~3 mm,中心凹距视盘颞侧缘3 mm,视盘水平线下0.8 mm。富含叶黄素,负责中心视力和色觉。